L'ART DE GUERIR PAR LA SAIGNÉE,

OU L'ON EXAMINE EN MÊME tems les autres secours qui doivent concourir avec ce reméde, ou qui doivent lui être préferés, dans la cure des Maladies tant Médicinales que Chirurgicales.

Par FRANÇOIS QUESNAY, Maître ès Arts, Chirurgien reçu à S. Côme, Membre de la Societé Academique des Arts, & de l'Academie des Sciences & Belles Lettres de Lyon; Chirurgien de MONSEIGNEUR LE DUC DE VILLEROY.

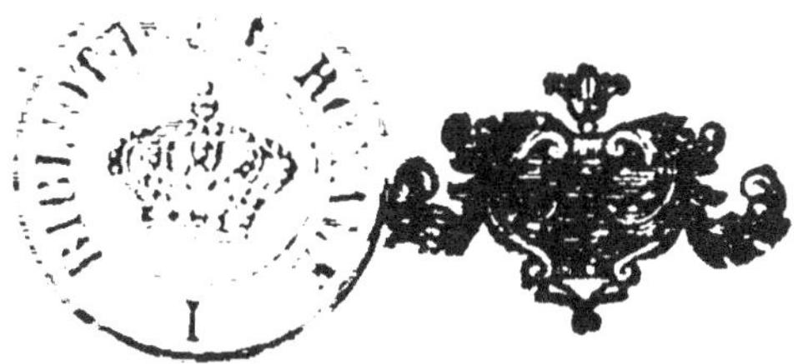

A PARIS,

Chez GUILLAUME CAVELIER, près la Fontaine Saint Severin au Lys d'Or.

M. DCC. XXXVI.

Avec Approbations & Privilege du Roy.

A MONSEIGNEUR
LE DUC
DE VILLEROY,

DE RETZ ET DE BEAUPREAU,

Pair de France, Capitaine de la premiere & plus-ancienne Compagnie Françoise des Gardes du Corps du Roy; Brigadier de ses Armées, Gouverneur & Lieutenant Général pour Sa Majesté, de la Ville de Lyon, Provinces de Lyonnois, Forest & Beaujollois, &c.

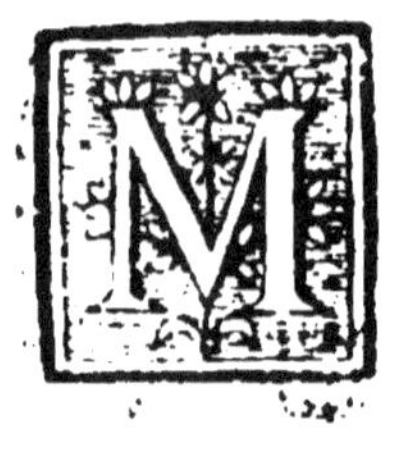 ONSEIGNEUR,

L'Ouvrage que j'ai l'honneur de préfenter à Votre GRANDEUR, eft un précis de la pratique que j'ai adoptée en fait de Médecine & de Chirurgie. Je vais lui faire fubir une épreuve générale en le rendant public : par-là je me procurerai l'avantage de profiter des connoiffances de ceux qui pourront me redreffer, & de ceux à qui je donnerai

EPITRE.

peut-être occasion d'encherir
sur moi. Un tel avantage
m'est absolument essentiel,
puisqu'il me rendra plus digne de l'emploi dont Votre
GRANDEUR m'honore. Vos
bienfaits me rendent encore
ce même motif plus preßant :
Vous avez moins fait attention à l'utilité que Vous
pouviez retirer de mes foibles talens , qu'aux efforts
que j'ai faits pour m'instrui-
re. Mes travaux ont trouvé
dans votre liberalité des
récompenses peu ordinaires ,
qui rendent ma situation plus
heureuse que je n'aurois osé
l'espérer. Je ne sçaurois donc
saisir avec trop d'empreße-

EPITRE.

ment les Moïens de satisfaire
du mieux qu'il m'est possible,
à ce qu'exige de moi, & mon
devoir et) ma reconnoissance.
Je suis avec un très-profond
respect,

MONSEIGNEUR,

DE VOTRE GRANDEUR,

Le très-humble & très-
obéïssant serviteur,

F. QUESNAY.

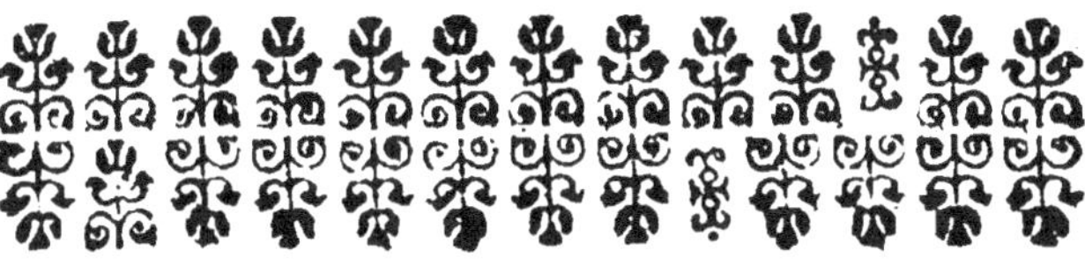

AVERTISSEMENT.

LEs chiffres des apoſ-
tilles qui ſont aux
marges de ce Traité, ſont
une ſuite de ceux des apoſtilles du Traité de l'*Eſſai
Physique ſur l'Oeconomie
Animale*, que l'Auteur a
donné avant celui-ci; parce que le premier, n'a été
fait que comme un Trai-
té Préliminaire pour l'intelligence de ce dernier :
c'eſt pourquoi il n'y a pour
les apoſtilles de l'un &
de l'autre, qu'une même

AVERTISSEMENT.

ſuite de chiffre , qui , au premier Traité , finit au N°. 223. & qui au ſecond, recommence au N°. 224. Ainſi tout chiffre de renvoi qui ſe trouvera ici au-deſſous , en valeur du N°. 224 , renvoïera à l'Oeconomie Animale.

NOus soussignés Membres de la Compagnie des Maîtres Chirurgiens-Jurés de S. Côme, nommés par délibération du Conseil de ladite Compagnie du Mercredi 3. Août 1735. pour examiner un Ouvrage dont la premiere partie est un *Essai physique sur l'Oecono-mie animale*, & la seconde *un Traité de l'Art de guérir par la saignée & les autres remedes*, composé par M. *QUESNAY Maître ès Arts, Chirurgien reçu à S. Côme, &c.* croions que ceux qui sçavent ce que la Medecine & la Chirur-gie ont de commun, ne feront pas surpris de voir que l'Auteur ait, dans ces deux Traités, remonté jusqu'aux premiers principes de l'Art de guérir; qu'il ait examiné avec beaucoup de soin, la nature, les effets & les lignes des differens temperamens ; qu'il ait recherché les causes generales des maladies internes & externes, & qu'il ait tiré des indications raisonnées pour la cure de ces maladies. Toutes ces connoissances ne font pas moins nécessai-res au Chirurgien qu'au Medecin. *Nec*

Chirurgiæ alia , quam Medicinæ principia , nec aliæ demonstrandi sunt leges , dit le celebre *Fernel*. En effet, les maladies externes que les Chirurgiens traitent , sont de même nature que les maladies internes qui sont du reffort particulier des Medecins : & ces maladies qui appartiennent à la Chirurgie, ont des accidens & des dépendences qui portent presque toujours le trouble dans toute l'Oeconomie animale. Deplus ces mêmes maladies se trouvent souvent accompagnées de maladies internes , qui y caufent des effets que le Chirurgien ne peut ignorer , fans commettre des fautes confidérables dans la pratique de fon Art. Il eft donc absolument néceffaire que les Chirurgiens foient parfaitement inftruits de la Phifique du corps humain , fain & malade , auffi bien que de la nature & des effets des remedes que l'on doit employer pour le rétablir ou pour le conferver en fanté. C'eft ce qui nous engage à exhorter les Chirurgiens , fur tout ceux qui fervent dans les Vaiffeaux, dans les Armées, dans tous les Regimens, dans certains Hôpitaux & à la Campagne , qui font prefque toujours deftitués du confeil des Medecins , à faire

une étude particuliere de cet Ouvrage,
dans lequel ils trouveront des regles
capables de les conduire sûrement dans
la cure des maladies tant médicinales
que chirurgicales. Fait à Paris le 5. Septembre 1735.

BERTRAND, MALAVAL,

MOUTON, CUQUEL.

Vû le raport ci-dessus, consentons que
l'Auteur le fasse imprimer. Fait & déli-
béré à S. Côme le 7. Septembre 1735.

TURSSAN, *Lieutenant du premier*
Chirurgien du Roi, *& Prevôt perpétuel.*
ROUHAULT, *Prevôt en charge.*
DORLET, *Prevôt en charge.*
GERARD, *Prevôt en charge.*
ANDOUILLE', *Prevôt en charge.*

EXTRAIT DES REGISTRES
De la societé des Arts.

Du Dimanche 5. Juin 1735.

CE jour Messieurs les Associés souf-
signés, nommés Commissaires
par délibération de la société des Arts,

du 12. Novembre 1734. pour l'examen d'un livre intitulé, *Essai phisique sur* L'Oeconomie animale, *avec un Traité de* l'Art de gue'rir par la saigne'e composée par M. Quesnay, & qu'il desire donner au Public, ont fait leur rapport à la Compagnie contenant ce qui suit.

La petitesse de ces deux traités ne paroît pas répondre au sujet annoncé par les titres. Cependant tout ce qu'il y a de plus interessant sur ces matieres, nous a paru y être fort approfondi. Des faits y sont partout, les principes & les preuves sur lesquels l'Auteur bâtit ; mais ces faits ne peuvent ennuïer : ils sont exposés avec une telle brieveté, & paroissent dans un si beau jour, que quoiqu'ils ne fassent, pour ainsi dire, que passer rapidement, ils n'en sont pas moins frappans, & ne produisent pas moins leur effet. De plus ils sont distribués dans un ordre si judicieux & si naturel, qu'il en resulte un sistême rempli de nouveautés, sans avoir cependant le défaut d'être nouveau. Car en Medecine comme dans les autres sciences, il n'y a qu'une doctrine qui puisse être vraïe : ce qu'on peut faire de mieux, est de la mettre de plus en plus en éviden-

ce, de diminuer les fauſſetés qui s'y trouvent & d'y ajouter de nouvelles verités.

Les raiſonnemens tiennent ici peu de
place : on n'y trouve que ceux qui ſont
néceſſaires pour expoſer & pour dé-
montrer avec préciſion, la doctrine qui
doit naître immédiatement des expériences & des obſervations ſur leſquelles l'Auteur s'appuïe. Il eſt ſi perſuadé
qu'au-delà des faits il n'y a plus rien de
ſûr, que les premieres cauſes qu'il reconnoît, ne ſont que de premiers effets
ſenſibles & généraux, qu'ordinairement
il n'entreprend point d'expliquer, mais
qui lui ſervent à en expliquer une infinité d'autres qui ſont du reſſort de l'art
de guérir.

Ainſi nous croïons que cet ouvrage
ſera utile & agréable, non-ſeulement
aux perſonnes de l'art, qui aiment à
agir avec connoiſſance de cauſe dans le
traitement des maladies, mais encore
à ceux qui ont du goût pour la phiſique,
ſurtout pour la phiſique du corps humain. A Paris ce 22 Mai 1735.

BOTTE'E, *Directeur.*

HYNAULT, *Secretaire.*

CROISSANT DE GARENGEOT,
    Tréſorier.

BASSUEL, *Aſſocié aſſidu.*

En conséquence de ce rapport, la societé aïant déliberé en la maniere accoutumée, a permis à M^r. QUESNAY, de donner son ouvrage au Public sous son nom, & sous la qualité d'associé de la societé des Arts.

Je soussigné Secrétaire de la Société des Arts, certifie que l'extrait ci-dessus, a été tiré du regiftre des délibérations de la Société, & qu'il eft en tout conforme à l'original. A Paris ce 5. Juin 1735.

HINAULT.

EXTRAIT DES REGISTRES

De l'Academie des Sciences & Belles-Lettres, établie à Lyon.

Du Mardi 10e. de Mai 1735.

LE sieur Quesnay Maître ès Arts, & Chirurgien reçû à S. Côme, Associé & Correspondant de l'Academie des Sciences & Belles-Lettres de Lyon, aïant fait présenter à cette Academie, son Traité DE L'ART DE GUERIR PAR LA SAIGNE'E, avec un traité DE L'OECONOMIE ANIMALE; elle a nommé pour l'examiner, M^{rs}. Peftallozzi & Rey Do-

...cteurs en Medecine, qui en aiant fait
aujourd'hui un rapport fort avantageux à la Compagnie, elle a permis à
Monsieur Quesnay de faire imprimer
son Livre, avec la qualité d'Associé &
Correspondant de l'Academie des Sciences & Belles Lettres de Lyon. En foi de
quoi je lui ai délivré le présent Certifi-
cat, à Lyon ce 10e. de Mai 1735.

BROSSETTE, Secretaire perpetuel.

À Toutes ces Approbations, l'Auteur avoit crû ajoûter celle de la
Faculté de Medecine de Paris, parce
qu'elle avoit nommé deux de ces Membres pour examiner cet Ouvrage, &
que par le rapport que ces deux sça-
vans Docteurs en ont fait à la Faculté, il a paru digne de leurs éloges :
mais la Faculté a depuis, par des mo-
tifs qui ne regardent ni l'Ouvrage ni
l'Auteur personnellement, jugé à propos de supprimer ce témoignage. De
nouvelles refléxions lui ont fait envi-
sager certaines conséquences qui l'ont
déterminée à ne pas rendre ce rapport public. L'Auteur auroit pû en donner ici une copie, pour prévenir les

impreſſions que cette déciſion peut
faire ſur quelques particuliers incapables de ſe décider par leurs propres lumieres ; mais les égards qu'il a pour
pluſieurs Docteurs de cette Faculté , &
pour la Faculté même , l'en ont empêché : il n'en auroit pas même parlé , ſi
les demarches de la Faculté n'avoient
pas été divulguées.

APPROBATIONS
des Cenſeurs Royaux.

J'Ai lû par ordre de Monſeigneur le Garde
des Sceaux , un Manuſcrit qui a pour titre
l'Art de guérir par la ſaignée , où l'on examine les autres ſecours qui doivent concourir
avec ce remede , ou qui doivent lui être préferés dans la cure des maladies ; avec un traité
ſur l'*Oeconomie animale*. Cet ouvrage m'a
paru digne de l'impreſſion. A Paris le 5.
Janvier 1735.

VERNAGES.

J'Ai lû par ordre de Monſeigneur le Garde
des Sceaux , un Manuſcrit intitulé *Eſſai
phiſique ſur l'Oeconomie animale* , avec un
Traité de *l'Art de guérir par la ſaignée*, où l'on
examine en même tems les autres ſecours qui
doivent concourir avec ce remede , ou qui
doivent lui être préferés dans la cure des
maladies. J'ai jugé ces ouvrages très-dignes
de l'impreſſion. A Paris ce 20. Decembre
1734.

PETIT.

vendre, faire vendre & débiter par tout notre
Royaume pendant le tems de fix années con-
fécutives, à compter du jour de la date defdites
Préfentes. Faifons défenfes à toutes fortes de
perfonnes de quelque qualité & condition
qu'elles foient, d'en introduire d'impreffion
étrangere dans aucun lieu de notre obéiffance,
comme auffi à tous Libraires, Imprimeurs,&
autres d'imprimer, faire imprimer, vendre,
faire vendre, débiter ni contrefaire lefdits
Livres ci-deffus expofez, en tout ni en partie, ni d'en faire aucuns extraits fous quelque prétexte que ce foit, d'augmentation ,
correction, changement de titre, ou autrement, fans la permiffion expreffe & par écrit
dudit Expofant, ou de ceux qui auront
droit de lui ; à peine de confifcation des
Exemplaires contrefaits, & de trois mille livres d'amende contre chacun des contreve-
nans, dont un tiers à Nous, un tiers à l'Hô-
tel-Dieu de Paris, l'autre tiers audit Expofant, & de tous dépens, dommages & inté-
réts ; à la charge que ces Préfentes feront en-
regiftrées tout au long fur le Regiftre de la
Communauté des Libraires &;Imprimeurs de
Paris dans trois mois de la date d'icelles ; que
l'impreffion de ces Livres fera faite dans notre Royaume & non ailleurs ; & que l'Impé-
rrant fe conformera en tout aux Reglemens
de la Librairie, & notamment à celui du
dixiéme Avril 1725. & qu'avant que de les
expofer en vente les Manufcrits ou Impri-
mez qui auront fervi de copie à l'impreffion
defdits Livres,feront remis dans le même état
où les Approbations y auront été données,ès
mains de notre très-cher & feal Chevalier
Garde des Sceaux de France le Sieur Chan

velin ; & qu'il en sera ensuite remis deux
Exemplaires de chacun, dans notre Bibliothe-
que publique, un dans celle de notre Château
du Louvre, & un dans celle de notredit très-
cher & feal Chevalier Garde des Sceaux de
France le Sieur Chauvelin ; le tout à peine de
nullité des Présentes : du contenu desquelles
vous mandons & enjoignons de faire jouir
l'Exposant ou ses ayans cause, pleinement &
paisiblement sans souffrir qu'il leur soit fait
aucun trouble ou empêchement. Voulons
que la copie desdites Présentes qui sera im-
primée tout au long au commencement ou
à la fin desdits Livres, soit tenuë pour duë-
ment signifiée ; & qu'aux copies collation-
nées par l'un de nos amez & feaux Conseil-
lers & Secretaires, foi soit ajoutée comme à
l'original. Commandons au premier notre
Huissier ou Sergent de faire pour l'execu-
tion d'icelles, tous actes requis & nécessaires,
sans demander autre permission, & nonob-
stant clameur de Haro, charte Normande,
& Lettres à ce contraires ; Car tel est notre
plaisir. Donné à Versailles le seiziéme jour
du mois de Juillet l'an de grace mil sept cent
trente-cinq, & de notre Regne le vingtiéme.
Par le Roy en son Conseil.

S A I N S O N.

*Régistré sur le Registre IX. de la Cham-
bre royale des Libraires & Imprimeurs de Paris, N°. 122. Fol. 121. conformément aux
anciens Reglemens confirmé par celui du 28.
Février 1728. A Paris ce 18. Juillet 1735.
Signé.*

G. MARTIN *Sindic.*

On a marqué par une * celles
qui obfcurciffent ou qui
changent le fens.

PREMIERE SECTION.

CHAPITRE I.

* Page 2. ligne 4. Entant qu'elle dépoüillé
ou enléve quelques-unes de nos humeurs plus
que les autres, *lifez*, entant qu'elle dépoüille la maffe des humeurs, de quelques-unes,
qu'elle enléve plus des autres.

Ibid. l. 2'5. féparées, *lifez* remplacées.

CHAPITRE II.

P. 4. l. 22. dans lefquels, *lifez* & dans
lefquels.

P. 5. l. 9. réparer, *lifez* rétablir. *de même à la ligne 13.*

Ibid. l. 15. s'écouler où, *lifez* s'écouler
vers l'endroit où.

* P. 6. *à l'alinea*, effacez la parenthefe.

* P. 7. l. 15. cet air, *lifez* l'air extérieur.

Ibid. l. 28. de ce que, *lifez* parce que.

CHAPITRE III.

P. 17. l. 7. que non pas à la Saignée,
lifez qu'à la Saignée.

Ibid. l. 16, en confiderant en particulier

la dépletion, *lifez* en diftinguant la déplétion.

Ibid. l. 19. de toutes autres caufes, *lifez*
de toute autre caufe.

* P. 19. l. 6. en fuivant , *lifez* fi l'on
fuit.

SECONDE SECTION.

CHAPITRE III.

* P. 31. l. 2. du Chap. remplacée, *lifez*
aneantie.

SECONDE PARTIE.

CHAPITRE I.

P. 56. l. 23. d'un épuifement , *lifez*
en un épuifement.

P. 61. l 11. ce n'eft donc, *lifez* ce ne
font donc.

SECONDE SECTION.

CHAPITRE II.

* P. 151. l. 4. contagion aërienne, *ajoûtez* d'une perfonne à l'autre.

SECONDE SECTION.

CHAPITRE III.

* P. 172. l. 28. *auctifiques.* Ce terme a
déplu à des perfonnes judicieufes. M. Hec-
quet cependant l'employe d'après Barckufen,
qui s'en fert pour marquer la propriété par

laquelle une petite quantité d'un ferment ou
levain, peut s'accroître, en communiquant
ses qualités à une autre matiére, de-même
qu'une bougie allumée peut communiquer
sa lumiere à une infinité d'autres, sans perdre la sienne. Or nous n'avons point de terme dans notre Langue, ni même en Latin,
pour exprimer cette propriété ; c'est ce qui
m'a obligé de me servir du mot *auctifique*,
que Barékusen a forgé de deux mots Latins ;
de m'en servir dis-je, parce qu'il m'a paru
très-significatif, du-moins pour les Personnes Lettrées.

TROISIEME SECTION.

CHAPITRE IX.

* P. 241. l. derniere, Si il, *effacez* Si.

* P. 251. *apostille*, aux playes, *ajoûtez*
rec entes.

* P. 270. l. 10. sancassini, *lisez* M. San-
cassani. L'Ouvrage que je cite de cet Auteur
célébre, sont ses Aphorismes sur la cure des
plaies, lesquelles renferment la doctrine de
Cæsar Magatus, Auteur qui bien avant M.
Belloste, s'est déclaré, avec raison, pour la
simplicité & pour la rareté des pansemens ;
mais d'une maniére un peu trop générale,
qui a besoin de quelques restrictions.
Un Chirurgien d'un mérite connu, doit
nous donner bien-tôt une traduction de ces
Aphorismes, avec des Notes qui rendront
cet excellent Ouvrage encore plus intéres-
sant & plus utile.

* P. 271. l. 22. tête de souris, *lisez*
lettes de souris.

CHAPITRE X.I.

P. 191. l. 26. Sthal , *lifez* Stahl.

P. 305. l. 27 mifcibles , *lifez* nuifibles.

P. 309. l. *pénultiéme. Autocratique* , qui depend de cette efpéce d'*autocratie* , dont parle les Médecins : entr'autres les Médecins Allemands de l'Ecole de Stahl , qui penfent que les fimptômes des maladies & les maladies mêmes , font des mouvemens ou des efforts que la Nature fait pour fe délivrer de la caufe qui l'excite , ou qui lui eft nuifible. Enforte que la Nature (fous le nom de principe vital) leur paroît fe gouverner elle-même ; & c'eft cette efpéce de direction qu'ils appellent *autocratie.* Ce qui a fait que j'ai dit une impulfion ou direction *autocratique* , comme on dit démocratique , ariftocratique , &c. Cependant ce mot n'a pas été reçu par quelques perfonnes bien capables d'en juger , que j'ai confultées depuis l'impreffion ; ainfi il faut dire par une impulfion que la Nature régit elle-même.

* P. 313. l. 22. emplacement , *lifez* amas.

P. 327. *à l'alinea* Voici un développement , *lifez* Ce développement.

* P. 349. l. 29. & qu'il fecondoit , *lifez* fecondant ces Saignées.

* P. 350. l. 18. Mollin , *lifez* Molin.

* P. 351. apoftille , conjoncture , *lifez* conjecture.

* P. 360. l. 10. peloter , *lifez* ramaffer.

L'ART

L'ART DE GUERIR
PAR
LA SAIGNEE.
Divisé en deux parties.

I. De la Saignée & de ses effets en géneral.
II. Des indications pour la Saignée.

PREMIERE PARTIE.

I. Section. De la Saignée en géneral.
II. Section. Des effets de la Saignée.

PREMIERE SECTION.
De la Saignée en géneral.

CHAPITRE PREMIER.
CE QUE C'EST QUE LA SAIGNE'E.

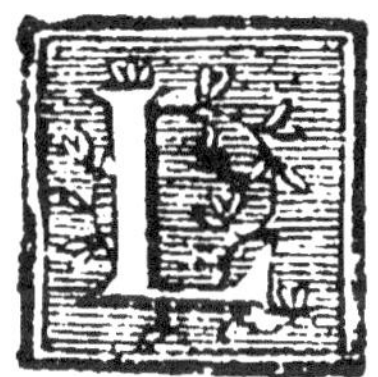

A saignée est une évacua-
tion d'une portion de la
masse du sang, par une ouverture faite exprès à quelqu'un des vaisseaux sanguins.

Cette évacuation peut être conside-

224.
Définition.

225.
L'évacua-

A

tion de la
faignée eft
de deux for-
tes, la dé-
pletion, la
fpoliation.

rée en deux manieres : 1º. entant qu'elle defemplit les vaiffeaux ; en ce fens on l'appelle *Dépletion* : 2º. entant qu'elle dépoüille, ou enleve quelques-unes de nos humeurs plus que les autres; alors on peut l'appeller *Spoliation.*

Ces deux fortes d'évacuation doivent être diftinguées , parcequ'elles n'ont point la même durée, ni les mêmes effets.

226.
L'une peut
être fans
l'autre.

Le chile , que les alimens fourniffent continuellement , peut en très-peu de tems , & quelquefois dans l'inftant même , remplir la place des humeurs enlevées par une faignée, & entretenir les vaiffeaux auffi pleins qu'auparavant ; en ce cas,la dépletion n'a pas lieu long-tems.

Mais ce chile , qui va occuper la place des humeurs enlevées, ne devient pas fitôt femblable à ces humeurs, il n'en acquiert pas fur le champ toutes les qualités ; jufques-là on ne peut pas dire que ces humeurs enlevées foient abfolument reparées. La maffe du fang en demeure donc dépoüillée tant qu'elles ne font pas encore parfaitement reproduites. L'experience nous apprend par la foibleffe du corps , par la couleur pâle de la peau , &c. qui reftent apiès

les faignées , que ce dépoüillement dure quelquefois un tems fort confidérable, furtout par rapport à la partie rouge de la maffe du fang. Cette bouffif-
fure du corps , qui accompagne ordinairement la couleur pâle de la peau
après d'abondantes faignées, prouve affez que les vaiffeaux peuvent être remplis, & au-delà, tandis que la partie
rouge refte encore en défaut.

Nous nous formerons une idée plus
exacte de cette *Spoliation* , quand nous
aurons prouvé que la faignée enleve en
effet, à proportion beaucoup plus de
fang que des autres humeurs. Alors nous
verrons clairement que non feulement
la faignée defemplit les vaiffeaux en diminuant la maffe des humeurs en géneral , mais auffi qu'elle change, dès l'inftant même qu'elle fe fait , la proportion que les humeurs gardoient entr'elles par rapport à leur quantité. De cette
difproportion que la faignée met ici entre les humeurs, il refulte clairement,
que celles dont il refte le plus , fe trouvent dégarnies de célle qui a été enlevée en plus grande quantité. La faignée
caufe donc, outre la déplétion , une forte de dépoüillement qui doit avoir fes
effets particuliers, indépendemment de

la dépletion qui a aussi les siens, qu'on doit pareillement distinguer de ceux de la simple spoliation. Ainsi, pour éviter la confusion, nous allons traiter de l'une & de l'autre en particulier.

❖ ❖ ❖ ❖ ❖ : ❖ ❖ ❖ ❖ ❖ ❖ ❖ ❖ : ❖ ❖ ❖ ❖ ❖

CHAPITRE II.

.De la Depletion.

227.
Définition.

L A dépletion est une évacuation qui, en diminuant le volume des liquides, diminuë aussi la plénitude des vaisseaux qui contiennent ces liquides.

228.
Sa distribution s'étend partout.

La dépletion se partage également, & à peu près dans le même tems, dans tous les vaisseaux sanguins où la vîtesse de la circulation est égale. Des vaisseaux sanguins elle se communique successivement à tous les autres genres de vaisseaux, à - peu - près comme nous voions qu'il arrive à ces puits qui reçoivent à travers des terres, leur eau d'une riviere voisine ; dans lesquels l'eau baisse à mesure que celle de la riviere diminuë. Deux choses établissent nécessairement en nous cette repartition.

10. La force élastique des vaisseaux

qui pouſſe, & qui preſſe également les
ſucs de toutes parts, qui les oblige de
ſe conformer à l'aiſance ou à la réſiſtance mutuelle qui ſe trouve entr'eux,
& y entretient une ſorte d'équilibre
ou d'égalité abſolument néceſſaire, pour
la regularité de la circulation & de toutes les opérations de la machine ; équilibre qui doit ſe reparer auſſitôt qu'il
eſt rompu par dépletion de quelqu'un
de nos vaiſſeaux, & qui ne peut pas,
ſans quelque empêchement particulier,
ne ſe pas reparer, parcequ'il dépend
de liquides, qui de leur nature tendent
toujours à s'écouler où ils trouvent
moins de réſiſtance, & où ils ſe trouvent moins preſſés. Il y a une infinité
de faits qui prouvent cette harmonie,
ou cette correſpondance parfaite que les
ſucs répandus dans les divers genres de
vaiſſeaux, ont entr'eux. Cette huile où
ces ſucs graiſſeux diſtribués dans les tiſſus cellulaires, ne paroiſſent pas y être
moins aſſujettis : car il eſt d'experience,
que la graiſſe revient dans les vaiſſeaux
ſanguins, reparer les pertes qu'ils font,
juſques-là qu'on trouve, dans ceux qui
ſont morts de faim, les tiſſus cellulaires *adipeux*, même celui d'entre les
fibres des muſcles, entierement épui-

fés & comme réduits à rien. Il y a des animaux, furtout des oifeaux, qui engraiffent auffitôt qu'ils font dans l'abondance, & qui maigriffent dès qu'ils ceffent d'avoir de quoi fe nourrir. Ce changement fubit eft une preuve du prompt retour de la graiffe dans les vaiffeaux, à mefure qu'ils fe vident. Les enflures *œdemateufes* qui changent felon les differentes fituations du corps, les hidropifies qui arrivent aux parties dont on lie les veines, ces gonflemens *œdemateux* qui caufent la plethore, & qu'une faignée enleve fur le champ, prouvent encore bien clairement, que les fucs des cellules graiffeufes ont leurs allées & venuës fi libres, que la moindre aifance ou la moindre réfiftance qui fe trouve dans les vaiffeaux fanguins, fuffit pour les obliger d'y entrer ou d'en fortir.

20. La preffion de l'air (cette force) eft encore d'un puiffant effet pour contribuer à maintenir l'égalité de plénitude dans les vaiffeaux : c'eft ce que nous remarquons bien vifiblement, lorfque les bouchers foufflent quelque animal après l'avoir tué. Il eft affez difficile de comprendre comment l'air, que le foufflet envoie dans les

graisses voisines de l'ouverture, force & parcourt tout le tissu cellulaire d'un bœuf; comment peut-il le remplir & le distendre au dernier excès, au-dedans comme à la surface, près comme loin du soufflet qui pousse cet air. Il n'y a pas lieu de mettre dans le soufflet, toute la force qui agit ici; car il faudroit que cet air fût poussé avec une force plus capable de tout rompre dès son entrée, que de conduire l'air tranquillement partout ce frêle tissu. On ne peut attribuer un effet si étonnant, qu'à l'élasticité des parties dilatées par l'air, & à la pesanteur de cet air, qui pese fortement & également sur toute la surface du corps. Ces forces ne permettent point à l'air qui sort du soufflet, de s'amasser à l'endroit de la sortie ; elles l'obligent à s'étendre de tous côtés ; il suffit que le soufflet lui fasse faire le premier pas. Delà vient aussi cette facilité avec laquelle les injections, que font les anatomistes, parcourent & remplissent une multitude de petits vaisseaux d'une extrême longueur, & d'une délicatesse inconcevable, sans y causer aucun dommage : effet qui arrive sans doute de ce que les liquides ne peuvent rester inég-lement comprimés ; le plus petit pasfage où la plus petite ouverture, eft là pour eux, un défaut de compreſſion, par où il faut qu'ils s'échappent, & qu'ils continuent de s'échapper tant qu'ils trouveront à ſe placer plus à l'aiſe. Or l'inégalité de plénitude dans nos vaiſſeaux, forme cette inégalité de compreſſion contre laquelle les liquides contenus dans ces vaiſſeaux ne peuvent tenir. Il faut donc, quand la ſaignée vide ou defemplit une veine, que tous les autres vaiſſeaux ſe reſſentent également de ce dégagement.

129.
La depletion que cauſe vne ſaignée, eſt peu conſidérable.

nº. 187.

Il ſuffit de penſer à la quantité du liquide qu'il y a dans le corps, pour appercevoir que la dépletion que produit une ſaignée, eſt un très-petit objet. Nous avons prouvé ci-devant que les liquides font au-moins les $\frac{5}{6}$ de la maſſe du corps; un corps qui peſe 120 livres, a donc pour le moins 100 livres de liquides. Dans une ſaignée où pour l'ordinaire on en tire environ 12 onces, on ne diminuë la maſſe de ces liquides, tout au plus que de $\frac{1}{130}$. Qu'on juge delà quel effet peut avoir dans ce corps, la dépletion d'une ſaignée, & combien doit peu durer cette dépletion, que quelques boüillons peuvent réduire à rien, avant même qu'elle ſe ſoit repartie dans tous les genres des vaiſſeaux ?

Ce n'est donc qu'en suppofant un grand nombre de faignées faites brufquement, qu'on peut compter fur la dépletion ; mais fi nous confiderons la dépletion dans les cas ordinaires où l'on fe contente d'une ou de deux faignées, ou plus fi vous voulez, entre lefquelles on laiffe des intervalles trop longs pour que la dépletion de la faignée qui fuit, puiffe, à caufe des alimens que le malade prend, fe joindre avec celle de la faignée précedente, cette dépletion, dis-je, confiderée en pareil cas, paroît fe réduire à très-peu de chofe ; c'eftpourquoi je me trouve néceffité de rompre en partie avec elle, & d'avoir recours à une autre caufe plus génerale, plus efficace & moins paffagere, pour expliquer les effets de la faignée.

130.

On ne peut compter fur la dépletion que quand on faigne beaucoup & promtement

⁕⁕⁕⁕⁕⁕⁕⁕⁕Υ⁕⁕⁕⁕⁕⁕⁕⁕⁕

CHAPITRE III.

DE LA SPOLIATION.

L A *Spoliation* que procure la faignée eft une évacuation, qui dégarnit la maffe du fang de fa partie rouge, & de fes autres fucs bornés à parcourir les vaiffeaux fanguins.

131.

Définition.

A v

Il est incontestable que dans la saignée, les sucs trop grossiers pour parcourir d'autres routes que les vaisseaux sanguins, sont plus en prise que les autres sucs qui parcourent divers genres de vaisseaux, où la saignée ne se pratique point ; car on voit clairement que l'évacuation doit d'abord être fournie par les vaisseaux d'où la saignée tire immédiatement , & que ce n'est que successivement, que les autres vaisseaux plus reculés doivent participer à cette évacuation. Une saignée se fait si promptement , qu'elle est finie avant que le remüement qu'elle cause , puisse s'étendre jusqu'à ces derniers ; ainsi toute l'évacuation est toujours prise par provision, aux dépens des vaisseaux sanguins.

Pour mieux comprendre ce qu'il en coûte enfin aux vaisseaux sanguins, & combien la saignée enleve chaque fois de leurs sucs particuliers, il faut examiner le rapport que les vaisseaux sanguins ont avec les vaisseaux blancs. De ce côté-ci nous trouvons les vaisseaux limphatiques, les tuiaux qui composent , presqu'en entier, les parties qu'on appelle *Spermatiques*, enfin les tissus adipeux, qui seuls font au-moins la moitié du volume d'un corps qui a un peu d'embonpoint. On peut encore compter ici les petits tuiaux qui compofent les premieres trames de toutes les parties de notre corps. De l'autre côté, c'eft-à-dire de la part des vaiffeaux fanguins, nous trouvons feulement les arteres, les veines & les fibres fanguines. Les fujets en qui les vaiffeaux fanguins ont le plus de volume, font les bilieux, parcequechez eux, ces vaiffeaux font plus amples que dans ceux de tout autre temperament; cependant ces bilieux ont ordinairement peu de corpulence. De tout ceci il eft facile de comprendre que ces vaiffeaux font, pour la part qu'ils tiennent dans le corps, fort au deffous des vaiffeaux blancs, furtout dans une perfonne qui a un peu de corpulence, où pour l'ordinaire les vaiffeaux fanguins font d'ailleurs moins confidérables, que dans les fujets maigres dont on vient de parler. Si on fait attention que même dans ces fujets maigres, le tiffu adipeux fait la plus grande partie du volume des chairs, toutes fanguines qu'elles paroiffent, parceque les fibres de celles-ci font tellement entremêlées de ce tiffu, qu'elles y font le plus petit objet. Si on confidere auffi les os & les autres parties fpermatiques, les premieres trames des parties sanguines mêmes, on sera convaincu que, abstraction faite de ces parties blanches, les vaisseaux sanguins ne sont pas, dans les corps mêmes où ils tiennent plus de volume, le tiers de la masse de ces corps, & que c'est peut être tout au plus s'ils en font le quart dans les corps médiocrement gras. Ainsi fixons, à quelque chose près, la masse du sang contenu dans ces vaisseaux sanguins, au tiers de la totalité de sucs qu'il y a dans un corps d'un embonpoint médiocre ; supposons que ce corps pese 120 livres; de ces 120 liv. retranchons en un sixiéme pour les parties solides, il nous restera 100 livres de liquides. La masse du sang, c'est-à-dire la masse des sucs contenus seulement dans les vaisseaux sanguins, sera en ce cas d'environ 30 livres.

234.

Le sang proprement, est à l'égard des sucs blancs contenus seulement dans les vaisseaux sanguins, à peu près comme 1 est à 3, & à l'égard de la masse to-

Il nous reste encore à établir présentement le rapport qu'a le sang, ou la partie rouge de cette masse, avec les autres sucs de cette même masse ; j'entends toujours celle qui est contenuë seulement dans les vaisseaux sanguins. Pour découvrir à peu près ce rapport, il faut d'abord le regler sur le *Coagulum* qui se forme d'une partie de ce corps d'humeurs qu'on tire par une saignée. Ce *coa-*

gulum contient tout ce qu'on a tiré de partie rouge ; la partie fereufe où nage ce *Coagulum*, ne paroît plus en contenir. Quelquefois ce *Coagulum* l'emporte par fon volume fur la partie fereufe; mais plus ordinairement la partie fereufe l'emporte fur lui, du moins après avoir eu le tems de fe féparer. Suppofons-les en général à peu près égaux; mais prenons garde dans cette fuppofition, que la partie rouge n'eft pas la feule partie de cette maffe qui foit fufceptible de coagulation; car les fucs gélatineux fe coagulent plus volontiers que cette partie rouge même, comme on le voit par les faignées que l'on fait dans l'eau, où cette même partie rouge ne fe prend pas, tandis que les fucs gélatineux fe figent autour de la limphe fibreufe, & fe raffemblent pour former ces grands lambeaux que l'on apperçoit dans l'eau, où l'on fait ces faignées. Il n'eft donc pas douteux que, quand le fang vient à fe figer & à former un *coagulum*, une partie de ces fucs ne fe figent autour de fes globules, & qu'ils n'engagent auffi avec eux, beaucoup de la limphe fibreufe, & qu'enfemble ils ne contribuënt un peu à former la maffe de ce *coagulum* : je dis un peu, parceque fi on moüille un petit bâton dans

tale des fucs blancs répandus partout, comme 1 eft à 9.

la partie fereufe refroidie , & qu'on regarde ce bâton avec le microfcope, il paroît tout couvert de gelée ; preuve que les fucs gélatineux reftent mêlés principalement avec la ferofité : la limphe y refte mêlée auffi , car fi on expofe cette même ferofité au feu, celui-ci épaiffit cette limphe , & la rend fort fenfible ; ainfi le coagulum n'a tout au plus que fa part de ces fucs , fur le même pied que cette ferofité. En diminuant donc du *coagulum,* quelque chofe pour ces fucs, on peut fuppofer que le refte eft de partie rouge , & préfumer , comme ont déja fait quelques-uns, que celle-ci eft à peu près le tiers des fucs qui forment toute cette maffe d'humeurs contenuës feulement dans les vaiffeaux fanguins. Si cette maffe eft de trente livres , elle contiendra par-confequent 10 livres de fang proprement dit.

Au furplus on peut penfer à cet égard , comme on voudra, & admettre plus ou moins de cette partie rouge, cela ne fait rien à l'explication que nous allons donner; car foit qu'il s'en trouve peu ou beaucoup dans la maffe du fang , le dépoüillement de cette partie rouge par la faignée, fe trouvera toujours à proportion le même.

Si dans une saignée on tire trois palettes ou douze onces de liquides, il y en aura donc, sur le pied de l'évaluation qu'on vient de faire, un tiers, c'est-à-dire quatre onces, qui seront de parties rouges ou de sang proprement dit ; les deux autres tiers qui font huit onces ou demi livre, seront de sucs blancs. Rappellons-nous que dans un corps qui pese 120 livres, il y a au moins 100 liv. de liqueurs ; que de ces 100 liv. il y en a au plus 10 livres qui soient de parties rouges, le reste est de sucs blancs, & nous verrons que le sang proprement dit, ne fait que $\frac{1}{10}$ de la masse totale de nos liqueurs, c'est-à-dire, qu'il y a 9 fois autant de sucs blancs que de sang ; d'où il faut conclure que quand on fait une saignée de trois palettes, on tire $\frac{1}{40}$ du sang qu'il y a dans le corps, & qu'on ne tire seulement que $\frac{1}{180}$ des sucs blancs qui se trouvent dans ce même corps : c'est à proportion, quatre fois plus de sang que de sucs blancs qu'il en coûte à la masse totale des humeurs.

Je dis que ce qu'on tire de sucs blancs dans une saignée de 12 onces, ne sera qu'environ à $\frac{1}{180}$ de leur masse totale, parceque l'évacuation, qui se fait d'abord dans les vaisseaux sanguins, de-

235.
Une saignée enleve $\frac{1}{40}$ du sang, & seulement $\frac{1}{180}$ de sucs blancs.

236.
Le sang fournit dans une veine pour sa part quatre fois plus que les sucs blancs à proportion de leur quantité.

237.
Les vaisseaux sanguins ne contribuënt que pour $\frac{1}{3}$ dans la saignée.

n. 228.

vient, comme nous l'avons prouvé; commune par la repartition qui s'en fait fucceſſivement dans tous les genres de vaiſſeaux ; de façon que les vaiſſeaux ſanguins, que nous ſuppoſons n'être que le tiers des vaiſſeaux en général, & qui fourniſſent d'abord toute la ſaignée, ſe trouvent enfin n'y contribuer que pour leur part, c'eſt-à-dire, pour un tiers, les deux autres tiers, que par proviſion ils avoient fournis de plus, leur ſont rendus par les vaiſſeaux blancs, pourvû que les boüillons, ou d'autres alimens ne ſe ſoient pas ſaiſis auparavant du vide que la ſaignée cauſe dans ces vaiſſeaux ſanguins : car en ce cas, ceux-ci ſe trouveroient refournis en tout ou en partie, indépendamment des vaiſſeaux blancs.

238.
Les vaiſſeaux ſanguins fourniſſent leur part de la ſaignée tout en partie rouge.

Mais ces vaiſſeaux blancs auſſi bien que les alimens nouvellement pris, ne fourniſſent actuellement que des ſucs blancs, toute la partie rouge, qui a été enlevée, tombe en pure perte pour les vaiſſeaux ſanguins ; les ſucs blancs, qui leur ſont rendus, remplacent en entier cette portion de ſucs blancs que la ſaignée leur enleve. La maſſe du ſang, c'eſt-à-dire la maſſe des ſucs contenus dans les vaiſſeaux ſanguins, ne diminuë donc qu'en parties rouges.

La dépletion que produit la saignée ne peut pas durer longtems, à moins que la diete, la fiévre, la purgation, les sueurs, &c. ne concourent à l'entretenir. Mais en ce cas c'eft plutôt à ces dernieres caufes qu'on doit l'attribuer, que non pas à la faignée, qui, comme nous l'avons remarqué, ne peut défemplir que fort peu.les vaiffeaux ; parceque l'évacuation d'une faignée n'eft prefque rien en comparaifon de la quantité de fucs que nous avons, & parceque, fi on en fait plufieurs, on remplit ordinairement plus par les alimens, que l'on ne vide par ces faignées. Ainfi, en confiderant en particulier la dépletion que produit préfentement la faignée, de celle qui peut, indépendamment de celle-ci, venir de toutes autres caufes, l'on s'apperçoit bien que la place que laiffe cette dépletion, furtout dans les vaiffeaux fanguins, eft bientôt reprife par les fucs chileux, & fouvent avant même qu'elle ait pu, du-moins tout à fait, fe repartir partout ; & alors vous avez à obferver que ce font tous fucs cruds, que les vaiffeaux fanguins reçoivent à la place des fucs élaborés enlevés par la faignée, & qui auroient pu leur être rendus, par les autres vaiffeaux,

239.

La faignée au-lieu de diminuer les fucs blancs dans les vaiffeaux fanguins, les augmente prefque toujours.

à mesure qu'ils auroient participé à l'é-
vacuation. Donc en toutes manieres les
vaisseaux sanguins sont beaucoup plus
exposés que les autres, aux effets de la
saignée ; car d'un côté cette augmentation de sucs blancs & cruds, & d'un
autre côté cette diminution de la partie rouge, doublent l'effet de la spoliation que produit la saignée.

240.
Le dépouile-
ment de la
partie rouge,
influe sur les
sucs limpti-
ques.

Cette spoliation influe nécessairement
sur les humeurs qui se produisent de cette partie rouge, car c'est tarir leur source
que d'enlever l'humeur qui les produit ;
ainsi les limphes doivent beaucoup se
sentir de la saignée, non-seulement pour
la part qu'elles peuvent fournir à l'évacuation, mais encore par le dépoüillement que cette saignée cause, qui se
fait tout à leurs dépens, en leur ôtant
l'humeur d'où elles viennent ; peut être
même que la limphe fibreuse, du-moins
la plus grossiere, est bornée à parcourir les vaisseaux sanguins, où elle se trouve par-conséquent exposée à la spoliation de la même maniere que le sang,
à la quantité près qui doit être bien
moins considérable de la part de cette limphe. Cette spoliation mediate ou
immédiate à laquelle les limphes sont
sujettes, contribuë encore à appauvrir la

masse du sang, & la reduire de plus en plus en sucs cruds & aqueux.

C'est par le moien de cette spoliation que nous pourrons expliquer plusieurs effets de la saignée, difficiles à comprendre en suivant sur cette matiere, la théorie que l'on a donné, qui est entierement fondée sur la dépletion. Pourquoi, par exemple, une seule saignée où l'on ne tirera pas $\frac{1}{150}$ des liquides, peut causer des effets bien sensibles & durables dans certains sujets & dans certaines circonstances, jusques-là que *Sidenham* a observé que dans une extrême plethore, où les sujets sont accablés & abatus à ne pas pouvoir remuer les membres, une saignée de quelque once de sang, lui a quelquefois suffi pour en dissiper tous les accidens ? Pourquoi, lorsqu'on ouvre un corps mort après 9 ou 10 saignées, on lui trouve les chairs toutes décolorées, quoiqu'on ne lui ait enlevé qu'une assez petite partie de la masse de ses humeurs ? Pourquoi quelques saignées par lesquelles on ne peut enlever que peu ou point d'esprits animaux, affoiblissent si fort ? Pourquoi la saignée affoiblit davantage que beaucoup d'autres évacuations bien plus abondantes ? Pourquoi les autres genres d'évacua-

241.
Ce n'est que par la spoliation qu'on peut resoudre plusieurs difficultés touchant la saignée.

tions ne peuvent d'ordinaire suppléer
à la saignée ? Pourquoi la saignée est
un secours si prompt & si efficace dans
la plûpart des maladies qui dépendent
du sang ; tandis qu'elle soulage si peu,
ou si lentement dans les maladies simplement sereuses ? Pourquoi elle est inutile & même nuisible dans les maladies où les vaisseaux sont surchargés de
sucs cruds & trop aqueux ? Tous phénomenes dont on ne peut rendre raison par la simple dépletion ; mais que
l'on comprendra aisément, après que
nous aurons expliqué tous les changemens que la saignée doit produire par
le dépoüillement de la masse du sang,

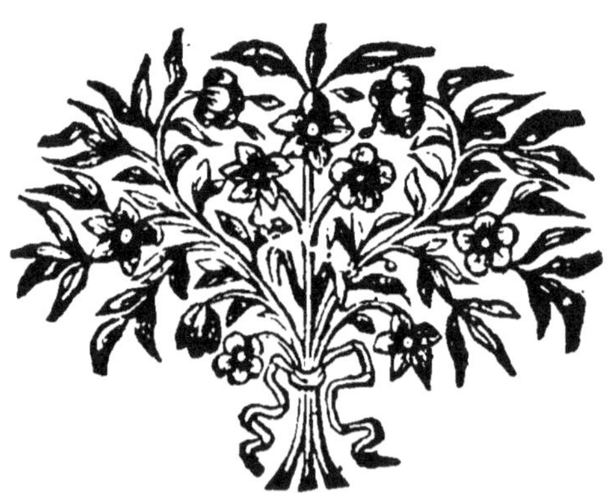

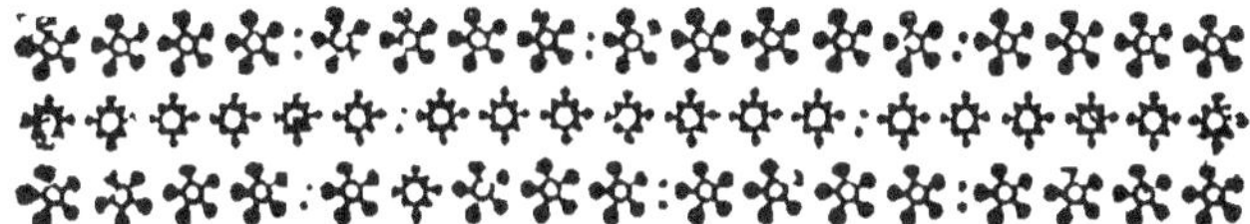

SECONDE SECTION.

Des effets de la Saignée.

CHAPITRE I.

Les premiers effets de la Saigne'e.

Les deux chapitres précedens montrent que les effets primitifs de la saignée évacuative, peuvent se réduire à deux ; l'un qui appartient à la dépletion, l'autre à la spoliation. Celui de la dépletion [supposé que cette dépletion soit considérable] *est de procurer quelque aisance aux liquides dans leurs vaisseaux*, surtout pendant la saignée & immédiatement après. Celui de la spoliation *est de rendre la masse du sang plus sereuse*. Nous allons examiner qu'elle est l'étenduë & l'usage de ces deux effets, en considerant les changemens qu'ils causent dans l'action des solides & dans les qualités des liquides.

242. Les effets primitifs de la saignée se réduisent à deux 1°. Elle met les liquides plus au large. 2°. Elle rend la masse du sang plus sereule.

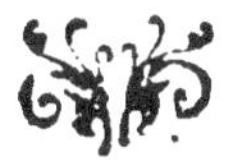

CHAPITRE II.

DES EFFETS DE LA SAIGNE'E SUR LES SOLIDES.

243.
Les effets que la saignée produit sur les solides par la déplction.

LEs parties solides, comme nous l'avons déja dit, sont composées de vaisseaux : ces vaisseaux sont formés de plusieurs tuniques : on en remarque cinq qui composent les parois des vaisseaux sanguins ; une qui est elle-même fort garnie des vaisseaux sanguins, arteriels & veineux, entrelacées les unes avec les autres ; une qui est celluleuse ; une glanduleuse ; une musculeuse, ou formée de fibres sanguines; enfin l'exterieure qui semble toute nerveuse.

244.
Les tuniques des vaisseaux sont sujettes à la déplction comme les vaisseaux mêmes.

Les vaisseaux sanguins, comme nous l'avons dit aussi , se desemplissent à mesure que le sang s'échappe par l'ouverture de la saignée ; mais cette déplction ne peut se distribuer dans tous ces vaisseaux que par gradation : car il faut qu'elle se fasse dans les gros vaisseaux d'où le sang sort , immédiatement avant que de se faire dans les vaisseaux sanguins des tuniques de ces gros vais-

seaux : il faut pareillement qu'elle se fasse dans ceux-ci, avant que de se faire
dans les petits vaisseaux sanguins des tuniques de ces derniers, ainsi de suite.
De là vient que la dépletion se communique successivement des vaisseaux sanguins aux vaisseaux de leurs tuniques,
& que les tuniques des vaisseaux sont
sujettes à la dépletion, comme les vaisseaux mêmes. Il se peut même faire que
les tuniques des vaisseaux où l'on saigne, se ressentent de cette dépletion
plutôt que celles des vaisseaux éloignés ;
ce qui pourroit être de quelque consi-
dération pour la doctrine de la révulsion & de la dérivation ; parceque l'aisance que causeroit premierement cette
dépletion dans les tuniques des vaisseaux où l'on saigne, pourroit faciliter le jeu de ces vaisseaux, & y accelerer
le cours du sang, plus que dans les autres ; mais ceci me paroît bien alam-
biqué & bien incertain.

Des derniers vaisseaux sanguins qui
entrent dans la composition des parties, la dépletion passe aux vaisseaux exsanguins : ainsi par gradation elle pénétre jusqu'au tissu le plus intime de ces
parties. Cette dépletion doit par-conséquent causer, dans toutes nos parties

245.
La dépletion
produit un
relachement
dans les par-
ties.

molles , du-moins une petite détente ;
une détente cependant plus ou moins
confidérable & plus ou moins durable ,
felon que les faignées feront plus ou
moins abondantes,qu'elles fe feront plus
ou moins promptement , & felon que
la diéte fera plus ou moins fevere , furtout par rapport aux alimens fucculens :
car pour les boiffons aqueufes , elles ne
fourniffent aux vaiffeaux que des liquides paffagers , qui ordinairement s'é-
chappent peu de tems après qu'ils font
pris ; ils font même fi paffagers,qu'il ne
paroît pas qu'ils fe confondent avec nos
humeurs ; le véhicule de celles-ci ne
paroît prendre de ces liquides aqueux ,
que ce qui lui eft néceffaire pour s'entretenir dans une proportion convenable avec ces humeurs ; le refte eft expulfé fur le champ comme fuperflu. Il
paroît d'ailleurs que non-feulement ces
liquides aqueux ne fe mêlent pas inti-
mement avec nos humeurs , mais encore qu'ils ne fervent que peu pour les
laver , car ils entraînent très-peu de
chofe avec eux ; il n'y a que cette partie
qui eft admife pour fervir de véhicule ,
qui détrempe véritablement nos humeurs,& qui fe charge des fubftances excrémenteufes. Auffi nous voions en effet

que

[2.]
Les boiffons
fimplement
aqueufes ne
font pas con-
traires à la
dépletion.

que ceux qui ont pris beaucoup de
boiſſon ne rendent incontinent que des
urines très-claires & en abondance. Il
n'y a que celles qu'ils rendent beaucoup de tems après avoir bu, qui ſont
colorées & chargées; ainſi nous pouvons remarquer en paſſant, que ceux
qui penſent qu'il n'y a qu'à boire de
l'eau en abondance, pour détremper,
pour laver la maſſe du ſang, & pour
en entraîner les impuretés, ne réüſſiſſent pas ſi bien qu'ils penſent. Il me paroît que c'eſt la ſoif, du-moins lorſqu'on
ſe porte bien, qui doit regler la quantité
de boiſſon dont nous avons beſoin, &
peut être que dans ce cas, l'eau n'eſt pas
ſi préferable au vin qu'on ſe l'imagine;
car, à en juger par ce qui ſe paſſe dans
l'œconomie animale, nous appercevons que ce qu'il y a de vineux dans les
boiſſons que nous prenons, y eſt toujours
bien reçû, du-moins eſt-il certain que
nous ne pouvons rien découvrir de vineux, dans les urines que nous rendons
peu après avoir bu du vin; la nature
le retient, elle n'expulſe, pour ainſi
dire, que la partie aqueuſe qui faiſoit
partie du vin : ainſi on s'apperçoit aſſez
que le vin ſe mêle mieux à nos humeurs
que l'eau, & qu'en ſanté un peu de vin

mêlé avec de l'eau, convient pour ſervir d'introducteur à celle-ci. Il n'y a que
l'excès du vin ou quelque indiſpoſition
particuliere, qui puiſſe en rendre l'uſage nuiſible ; mais revenons à notre ſujet.

246.
Les princi-
paux effets
de la ſaignée
ſur les ſoli-
des, viennent
de la ſpolia-
tion.

200. [s.]

Les principaux changemens qui arrivent aux ſolides par la ſaignée, leur
viennent du dépoüillement qu'elle fait
ſur la maſſe des humeurs. Pour comprendre ces changemens, il faut ſe reſ-
ſouvenir d'une verité que nous avons
établie ailleurs, qui eſt que la force des
parties organiques dépend ſurtout de la
partie rouge du ſang, & que d'un autre

247.
La ſaignée
rend l'agilité
aux ſolides.

côté cette partie rouge eſt la plus groſſiere de toutes nos humeurs. Or, ſi elle eſt
trop abondante, ou trop peu détrempée, elle coule avec peine dans les fibres muſculeuſes ; elle rend l'action des
parties organiques difficile, & s'oppoſe à l'agilité de ces parties. Les parois
des vaiſſeaux ſont elles-mêmes des parties organiques fournies de fibres muſculeuſes, toujours en action ; des parties organiques qui doivent être les plus
agiles de tout le corps, & de qui dépendent le mouvement & les autres
diſpoſitions des liquides. La ſaignée,
en dépoüillant la maſſe du ſang de ſa
partie rouge, la rend plus fluide & plus

16. 37. 38.
39.

reufe : elle doit donc être très-efficace pour faciliter, & réveiller l'action des vaiffeaux bridés par un fang trop garni, qui engage les fibres mufculeufes des parois des vaiffeaux, qui arrête l'étenduë de leurs vibrations, qui les gêne & les tient dans une efpece de contraction. Alors un pouls concentré & embaraffé, une circulation languiffante, des filtrations imparfaites ou empêchées, une roideur, un engourdiffement, une pefanteur dans les membres, des laffitudes, un accablement, une forte d'impuiffance dans toutes les parties du corps, font les fuites ordinaires de ce défaut d'agilité dans le jeu des vaiffeaux ; à quoi la faignée remedie admirablement.

La faignée ne convient pas feulement pour réveiller les forces opprimées, elle peut d'ailleurs, par un effet tout oppofé, affoiblir l'action des parties organiques, notamment celles des vaiffeaux, lorfqu'elle eft trop vigoureufe, trop violente ou trop excitée par quelque irritant, ou bien, lorfque par une difpofition convulfive, ou autrement, ces vaiffeaux reftent dans un refferrement que l'effort des liquides ne peut vaincre : car la faignée, en dé-

248.
La faignée affoiblit l'action des parties organiques.

poüillant & en appauvriſſant la maſſe
des humeurs, attaque cette force dans
ſon principe : mais en ce cas il ne faut
pas qu'elle ſoit ſeulement faite pour
donner de l'aiſance ; on doit la pouſſer
plus loin, afin que la maſſe des humeurs
ſouffre une perte aſſez conſidérable de
partie rouge, pour mettre cette maſſe
hors d'état de ſe prêter à cette force
qu'on veut rabattre.

249.
Elle relache & détend les vaiſſeaux.

Cet affoibliſſement eſt alors ſuivi de
pluſieurs bons effets. Les vaiſſeaux ici trop
reſſerrés, tiennent les liquides dans une
grande dépreſſion que la ſaignée diſſi-
pe, & détruiſant la cauſe de cette ſorte de contraction, elle met leurs parois en état de ceder à l'effort des liquides. Nous voions en ce cas qu'après
quelques ſaignées, un pouls petit, dur,
& embaraſſé, ſe raſſouplit & ſe dilate.

Si au-contraire la force & la fré-
quence extrême du jeu des vaiſſeaux,
agite & raréfie beaucoup les liquides,
cette raréfaction tombe dès qu'on affoiblit & modere par des ſaignées cette
grande activité; elle tombe même quelquefois, de façon que les veines qui
paroiſſent fort groſſes, ou fort gon-
flées, diſparoiſſent & diminüent ſouvent après une ou deux ſaignées, au-

tant que si elles avoient perdu la moitié de leurs liquides. Il est vrai qu'il ne
faut pas toujours attribuer cet effet à la
feule faignée ; car ce gonflement des
vaisseaux est souvent fort passager chez
nous, tant en santé qu'en maladie. Un
peu de froid ou de chaud, un peu de calme ou d'agitation, un accès & un redoublement de fiévre ou une intermission,
suffisent pour produire un changement
notable dans le volume des vaisseaux.
Sur quoi il faut remarquer que c'est avec
bien peu de fondement qu'on se regle
fur la grosseur du pouls, ou des veines,
pour juger de la *plethore* ou de la plénitude des vaisseaux, & de la nécessité
de la faignée.

Quoique la faignée diminuë beaucoup la force ou la vigueur du jeu des
vaisseaux, elle n'en ralentit pas la vîtes-
fe ; car nous voions au-contraire, qu'a-
près une grande *hemorragie*, ou après
beaucoup de faignées, le pouls est pendant longtems plus fréquent qu'à l'ordinaire ; la masse du sang qui roule dans
les vaisseaux se trouve alors fort appauvrie, & furtout fort dégarnie de ses petites
masses globuleuses, pefantes & élastiques;
ce n'est plus qu'un fluide fort détrempé & fort coulant, qui cede facilement

250.

Elle rend le
pouls plus
fufceptible
de vîtesse.

à la contraction ou fiftole de l'artere ; mais l'affoibliffement de la force muf-culeufe fait que cette contraction ne peut prefque pas tenir ; cette force trop débile, trop momentanée, cede auffitôt au moindre effort que fait le liquide gê-né par cette contraction. Ainfi la fifto-le & la diaftole, à caufe de cette faci-lité mutuelle, fe font trop prompte-ment; delà vient qu'on a remarqué, que ceux qui fe font faigner fouvent, font plus difpofés à la fiévre que les autres. C'eft par la même raifon que le pouls des convalefcens, dont le fang fe trouve dégradé par la fiévre, eft plus fréquent auffi, qu'après un rétabliffement par-fait.

251.
Elle raffou-
plit les foli-
des.

L'appauvriffement géneral des hu-meurs, qui eft une fuite de la dépletion & de la fpoliation, a auffi fon effet fur les vaiffeaux : car plus les faignées ont été abondantes, plus la maffe des hu-meurs déchoit de fa perfection, plus elle tombe dans une crudité fereufe; elle reffemble alors, en quelque façon, à un mucilage fort détrempé; c'eft un liquide onctueux & émolient, qui relâ-che, qui affouplit, qui amollit les tuiaux qui le conduifent fur toutes les minces tuniques des canaux exanguins, qui ;

comme on obferve tous les jours, font fort fujettes, après beaucoup de faignées, à fe laiffer exceffivement dilater par ces fucs cruds & aqueux.

Il refulte de l'explication qu'on vient de faire, que la faignée, tant par la dépletion & la fpoliation, que par l'appauvriffement des humeurs, diminuë la force des parties organiques, qu'elle détend, relâche, affouplit, amollit les vaiffeaux, qu'elle affoiblit leur reffort, qu'elle rend leur jeu plus libre, plus mou, plus aifé, & plus fufceptible de vîteffe.

252.
Refultat.

CHAPITRE III.

DES EFFETS DE LA SAIGNÉE SUR LES LIQUIDES.

LA *dépletion*, que caufe la faignée, ne peut être remplacée que par les fucs chileux. Si cette dépletion eft confidérable, ces fucs nouveaux & cruds feront capables en ce cas, d'affoiblir beaucoup la maffe des humeurs anciennes qui auront échappé à la faignée. Mais la fpoliation doit encore contri-

253.
La dépletion contribuë fort à la crudité des humeurs.

254.
La fpolia-

B iiij

buer davantage à cette crudité ; tant
parcequ'en dégarniſſant (ſurtout lorſque les ſaignées ſont abondàntes) la
maſſe du ſang de ſa partie rouge , elle
tarit auſſi en partie la ſource de la limphe , tons ſucs qui coûtent le plus de
tems & de travail à la nature , que parceque des ſucs cruds viennent occuper
la place de ces ſucs élaborés , dont la
ſaignée dépoüille la maſſe des humeurs;
ce qui contribuë doublement à cette
même crudité. D'ailleurs ces ſucs , à
qui il en coûte le plus dans la ſaignée ,
ſont juſtement ceux par leſquels la nature travaille ſans ceſſe à en faire de pareils , auſſi bien qu'à reproduire continuellement l'humeur bilieuſe , qui
quoique paſſagere , s'oppoſe cependant beaucoup à la crudité. Ainſi la
ſpoliation , en dérobant les richeſſes de
la maſſe des humeurs , & en débili-
tant les organes qui ſervent à perfec-
tionner de nouveaux ſucs capables de
reparer cette perte , jette non - ſeulement cette maſſe d'humeurs dans la crudité ; mais encore elle la retient longtems dans cet état.

Cette dégradation a cependant ſes
avantages que voici : 1°. Lorſque la
partie rouge , qui eſt toujours la plus

grossiere & la plus lourde de toutes nos humeurs, est trop abondante, & qu'elle bride trop l'action des solides, la masse du sang, dégarnie en partie de cette humeur, devient beaucoup plus fluide & plus coulante. 2°. Lorsque l'humeur bilieuse est excedée de l'élaboration, qu'elle est trop active, trop dissolvante, trop raréfiante, & trop irritante, le jeu des vaisseaux débilité par la saignée, cesse d'en entretenir l'activité: de plus ce jeu ne devient pas si susceptible de son irritation; mais cette crudité, où la masse du sang se trouve plongée, devient par surcroît dans le moment même, un frein très-puissant pour refrener cette humeur bilieuse trop turbulente.

La saignée, à cause de cette dégradation qu'elle produit dans les humeurs, n'est pas toujours si avantageuse: au contraire elle devient nuisible, lorsque la masse du sang manque de consistance; parcequ'elle est trop déniiée de parties rouges, & que nos humeurs ont de la peine à parvenir à leur degré de perfection, quand c'est, surtout à cause de la débilité ou de l'inertie fonciere des vaisseaux : car la perte, que font les humeurs, tombe principalement sur des sucs, d'où dépend la puissance des solides.

256. Elle modere l'activité de l'humeur bilieuse.

257. La saignée est nuisible où la crudité des humeurs domine.

200.[33]

.B v

258.
De la diminu-
tion que la
saignée peut
cauſer dans
les liquides.

La ſaignée produit auſſi divers changemens dans le mouvement des liquides: car ſi la partie rouge, trop abondante ou trop groſſiere, engage les fibres
muſculeuſes des parois des arteres, elle
en ralentit l'action, la circulation languit, les humeurs ſont peu agitées, les
vaiſſeaux alors trop fermes & trop reſſerrés, ne leur fourniſſent pas aſſez d'eſpace, leurs parties ſe trouvent trop rapprochées, elles ſe lient, elles s'emba-
raſſent & ſe condenſent, l'élaboration
& la dépuration de ces humeurs ſont
empêchées, la maſſe des liquides reſte
informe & chargée d'impuretés. Un
peu de la partie rouge enlevée, ſuffit
pour rendre la maſſe du ſang plus mobile, & plus coulante dans les fibres
charnuës, & dans les petits vaiſſeaux
des parois des arteres; l'agilité eſt ren-
duë à ces vaiſſeaux, ils ſe déploient;
leurs vibrations ſe rétabliſſent dans toutes leurs forces, & dans toute leur étenduë; la circulation eſt accelerée, les
humeurs en ſont mieux maniées, &
leurs parties plus agitées, plus diviſees,
plus raréfiées; les ſecretoires s'ouvrent,
leur jeu ſe releve, ils ſe décraſſent, ils ſe
dégagent, ils rentrent en plein dans
leurs fonctions, & les humeurs ſe dé-
purent.

Si on pousse la saignée jusqu'à débiliter ou affoiblir beaucoup les vaisseaux, & jusqu'à dégrader les liquides, les arteres, quoique leur jeu devienne plus libre & plus leger par les saignées, les arteres, dis-je, laissent languir la circulation, parcequ'elles n'agiront que mollement sur les liquides, qu'elles ne leur imprimeront qu'un mouvement foible auquel ils obéïront peu, à cause de leur crudité & de leur peu d'activité : delà naissent ces engorgemens & ces enflures œdemateuses au visage, aux mains, & aux jambes de ceux qui ont été beaucoup saignés.

259. *Les grandes & abondantes saignées ralentissent le mouvement des liquides.*

Ceci donne lieu à une remarque importante dans la pratique, sur la préférence que l'on doit donner à la saignée ou à la purgation, ou à d'autres *stimulans*, lorsqu'il s'agit seulement, sur la fin d'une maladie, de divertir, de remüer, ou de déplacer une humeur qui se dépose sur quelque partie ; car il est aisé d'appercevoir que, sur la fin d'une maladie, où la partie rouge a eû beaucoup à souffrir, & où l'on a fait beaucoup de saignées, on doit peu conter sur la *dimotion* que peuvent causer alors d'autres saignées ; puisqu'en pareil cas, la saignée n'est capable que d'affoiblir davanta-

260. *Remarque sur la dimotion que peut produire la saignée.*

ge, & de caufer un ralentiffement encore plus confidérable dans le cours des liquides.

261.
Refultat.

Nous voions donc que la faignée, en vidant les vaiffeaux, attire & entretient une crudité dans les humeurs, qu'elle adoucit & modere l'acreté & l'activité de celles qui font trop élaborées, & trop affinées, qu'elle rabat les rarefcences, qu'en dépoüillant la maffe du fang de fa partie rouge, elle la rend plus fereufe, & moins embaraffante, & qu'elle tarit en partie la fource des fucs limphatiques, & qu'en débridant le jeu des vaiffeaux, elle hâte la circulation trop languiffante, elle ranime l'agitation des liquides, elle les dilate & les rarefie, & en rétablit l'élaboration & la dépuration; qu'au-contraire, fi elle eft faite avec profufion, elle ralentit la circulation, & retarde la réparation des fucs, dont la maffe des humeurs eft déchûë.

CHAPITRE IV.

LA SAIGNE'E EST D'UN FOIBLE SECOURS DANS LES MALADIES QUI DEPENDENT DE L'INSUFFISANCE DES SOLIDES.

NOus avons remarqué que la sai- 245.246. gnée facilite l'action trop gênée des vaisseaux, ou empêchée par les liquides ; & que, lorsque cette action est extrême, elle en diminuë la force ; mais nous ne trouvons point qu'elle puisse remedier à l'insuffisance ou à l'inertie fonciere des vaisseaux : car si foncierement & indépendemment des liquides, le ressort des solides est trop foible, trop languissant, leurs tuniques trop molles, trop relâchées, ou trop denses, les pores des filtres trop étroits ou trop ouverts, la saignée est absolument infructueuse dans tous ces cas ; elle ne peut que débiliter encore davantage le jeu des vaisseaux trop languissant, qu'assouplir & défendre leurs tuniques déja trop relâchées & trop molles ; elle ne peut, puisqu'elle relâche, resserrer les pores trop ouverts ; elle ne peut, puisqu'elle n'enleve que des liquides, emporter la substance même des solides qui rend les tuniques des vaisseaux trop denses ou trop épaisses, & qui ferme en quelques endroits le passage aux liquides. Aussi l'experience nous apprend que dans les vieillards, elle ne peut ouvrir les pores de la peau trop reserrés, & y rétablir la transpiration en partie supprimée ; que dans l'intemperie phlegmatique, & dans la *leuco-phlegmatie*, elle ne peut raffermir les solides trop relâchés & trop débiles ; que dans l'intemperie mélancolique, elle ne peut vaincre la paresse des vaisseaux ; & que dans les schirres anciens où les humeurs sont, pour ainsi dire, solidifiées, & où l'action des solides est détruite, elle ne peut y remedier.

CHAPITRE V.

LA SAIGNÉE NE PEUT RIEN IMMEDIATEMENT CONTRE UN VICE ABSOLU DES LIQUIDES.

Lorſqu'un vice ſe trouve & perſiſte dans les liquides, indépendamment & malgré l'action des ſolides, on apperçoit tout d'un coup que la ſaignée ne peut rien contre ce vice, par les effets qu'elle produit dans les ſolides. Il ne nous reſte donc plus qu'à examiner ſi en enlevant une partie des liquides, elle emporte ce qu'il y a de vicieux, ou ſi elle peut le corriger. On peut préſumer qu'en enlevant une partie des liquides, elle doit enlever auſſi une partie de la matiere vicieuſe; mais tout au plus dans la même proportion qu'elle enleve de la maſſe génerale des humeurs, ſurtout ſi cette matiere s'y trouve généralement répanduë, juſqu'à quel excès faut-il porter la ſaignée pour diminuer cette maſſe ſeulement de $\frac{1}{10}$? Or quel avantage peut-on eſperer de $\frac{1}{10}$ de moins d'un heterogene qui infecte cette maſſe, & qui d'ordinaire eſt capable de s'y multiplier prodigieufement? Mais indépendamment de cette multiplication, ne fera-t'il pas toujours vrai que n'étant enlevé de cette matiere vicieufe par la faignée, qu'à proportion de cette partie de la maffe des humeurs retranchée, ce qu'il en refte, fe trouve encore chez nous dans la même proportion par rapport à nos humeurs, que fi on n'avoit point faigné. On ne doit donc point dans les maladies, avoir recours à la faignée fimplement dans la vûe d'enlever la matiere morbifique.

C'eft donc avec raifon qu'on ne compte point fur la faignée contre l'infection d'un virus répandu dans la maffe des liquides. On feroit même très-mal de vouloir, par beaucoup de faignées, diminuer ces matieres virulentes qui ne détruiffent déja que trop la partie rouge de nos humeurs ; la faignée n'aboutiroit qu'à détériorer & appauvrir encore davantage les humeurs, qu'à abattre les forces, qu'à ruiner le reffort des folides, & à jetter le malade dans un état plus fâcheux. C'eft ce que j'ai obfervé plufieurs fois, furtout à l'égard du virus chancreux. Une fiévre violente qui fuivit une amputation que j'avois faite d'un cancer ulceré à la

262.
La faignée ne doit point être employée dans la vûe d'enlever les matieres morbifiques,

263.
On doit être circonfpect dans l'ufage de la faignée, lorfqu'il y a déja quelque humeur vicieufe qui détruit le fang.

mamelle, m'obligea de faire cinq ou six saignées à la malade qui se tira bien de l'opération, mais j'eus à combattre, pendant fort longtems, des enflures énormes qui occupoient entierement les jambes, & les cuisses. Un jeune homme, qui avoit un cancer ulceré au rein droit, tomba dans le même cas à cause de plusieurs saignées, qu'il fallut lui faire à la suite de l'amputation d'un *sarcocele* qui avoit attiré une tension inflammatoire à la region *hipogastrique*; j'eus beaucoup de peine, après que la plaie de mon opération fut guérie, à vaincre l'enflure des cuisses & des jambes qui étoient devenuës monstrueuses, & en danger de tomber en gangrene. La douleur de reins qui persista toujours cruellement, fut enfin suivie de la mort. Je découvris alors par l'ouverture du corps, la cause de ses souffrances & de la dégradation de ses humeurs. Je fus nécessité de saigner six ou sept fois, pour une fluxion de poitrine, une femme qui avoit un cancer ulceré, elle échappa de la fluxion; mais de pareilles enflures lui survinrent qui la retinrent fort longtems au lit. Ces observations nous prouvent assez que, quand la masse du sang est infectée d'un virus, ou de matiere

purulente, ou bien de quelqu'autre humeur vicieuse qui détruit la partie rouge de la masse du sang, on ne doit avoir
recours à la saignée qu'avec beaucoup
de circonspection.

264.
*La saignée
ne peut rien
directement
contre les
heterogénes
febrifiques ;
mais elle
peut indire-
ctement à
leurs mau-
vais effets.*

On peut comprendre facilement aussi
que dans les fiévres continuës, ce n'est
point pour diminuer ou pour extermi-
ner *l'acre* qui les cause, qu'on a recours
à la saignée, & que ce n'est que pour
s'opposer indirectement à une partie de
leurs mauvais effets; car il y a ordinairement pour les *heterogênes febrifiques*,
un tems marqué plus ou moins long,
selon leur degré d'acrimonie ou de malignité, un tems que la saignée ni autres remedes connus, ne peuvent gueres
avancer, c'est ce qu'on remarque dans
ces fiévres violentes & putrides, qui
vont au-moins jusqu'au vingt-uniéme
jours quelque remede qu'on emploie.
La saignée ne peut donc rien directement contre ces *heterogênes febrifiques* ;
c'est beaucoup qu'elle puisse, comme
nous le ferons voir, un peu réprimer les
desordres qu'ils causent dans les solides,
& par contre-coup dans les liquides :
je dis par contre-coup ; car s'ils agissent
immédiatement sur les liquides, qu'ils
les détruissent, qu'ils les corrompent,

nous ne devons gueres attendre, comme nous l'avons déja remarqué, de secours de la saignée contre ces infestations. Souvent ces acres *febrifiques* sont à l'égard des solides mêmes, d'un caractere si pernicieux, qu'il est impossible de parer les coups qu'ils leur portent. Pour faire comprendre combien leur malignité se trouve quelquefois superieure aux forces de la nature & de l'art, j'en rapporterai seulement un exemple que *M. Senac* de l'academie Roiale des sciences m'a communiqué ; il ouvrit le corps d'un homme qu'une fiévre, malgré plusieurs saignées, & malgré tous les autres secours, avoit fait perir : beaucoup de matieres purulentes, qui se trouverent dans le cerveau avec les simptomes de la maladie, sembloient ne pas permettre de douter, que cette maladie ne fut une fiévre maligne *cerebrale* ; mais l'exactitude de ce Medecin l'empêcha de s'y méprendre : il voulut voir l'état des autres visceres ; il découvrit avec surprise au foïe, un trou à placer les deux poings, qui lui fit connoître que les matieres purulentes qu'il avoit remarquées dans le cerveau, venoient de la substance du foïe rongée par un acre dévorant, & enlevée par le

courant de la circulation , & que par
conséquent le foïe avoit été le premier
affecté dans cette maladie , & que ces
matieres ne s'étoient trouvées dans le
cerveau que par transmigration. Cette
histoire effraiante,& beaucoup d'autres,
ne m'arquent que trop jusqu'où peuvent
aller les ravages de ces *dele teres* indomp-
tables qui causent les fiévres malignes ,
contre la plûpart desquelles la medecine
milite & militera presque toujours envain , tant qu'elle n'aura que des saignées, des évacüans & des alterans géneraux à leur opposer. Ce ne peut être
qu'à mesure qu'elle s'enrichira en specifiques capables d'assujettir & d'amortir ces funestes poisons , que cet art
pourra triompher de ces redoutables
maladies, & qu'alors les Medecins pourront agir avec sureté , & se mettre à
couvert des reproches que ces insidieu-
ses maladies leur attirent continuellement,à cause des saignées qu'on est obligé de mettre en usage , contre lesquelles le Public est prévenu. Ces saignées
ne sont à la verité que des armes dé-
fensives qu'on oppose à un ennemi,
qu'on doit regarder comme invulnera-
ble , jusqu'à ce qu'on en ait découvert
d'autres avec lesquelles on puisse l'atta-

quer directement & sûrement ; mais
quand peut-on l'esperer ? De ce côté-là
le progrès de la medecine est si lent,
qu'à peine en un siecle, découvre-t'on
un de ces remedes victorieux ; tels sont
l'hipecacuana, le *quinquina*, le mercure, & peu d'autres, lesquels maniés par
d'habiles maîtres, agissent souveraine-
ment contre des maladies rebelles &
meurtrieres, qui resistoient à tous les remedes généraux. Le malheur est que
nos humeurs sont susceptibles de presqu'autant d'heterogênes vicieux, particuliers & differens, qu'il y a de maladies humorales differentes. Quand
on eut découvert la vertu du mercure
contre le *virus* venetien, on essaia envain ce même remede contre le *virus*
chancreux, *serophuleux*, *psorique*, &c.
Le *quinquina*, si efficace dans les fiévres
intermittentes, est d'un foible secours
dans les fiévres continuës ; ainsi quand
on trouveroit l'antidote de la petite verole, vraisemblablement il ne pourroit
rien contre les autres especes de fiévres
miasmatiques & petechisantes. Encore
est-ce du seul hazard qu'on peut attendre
de pareilles découvertes. Les lumieres
de l'art peuvent bien nous indiquer des
alterans generaux ; mais faute de pou-

voir connoître le caractere propre &
particulier de chacun de ces *deleteres*,
elles ne peuvent nous conduire précisément jusqu'à leurs specifiques. L'é-
preuve des contraires, fondée sur la doctrine des acides & des alcalis, a été faite : on en est rebattu ; il n'y a pas d'apparence qu'on s'amuse sitôt à de pareilles imaginations. Ce n'est que sur l'experience seule qu'on peut compter pour
ces sortes de découvertes. La verité est
néanmoins, qu'après qu'un remede est
trouvé, les connoissances de l'art peuvent mettre en état de s'en servir avec
tout le discernement & avec toute la circonspection qu'il exige ; ce qui met toujours une grande difference entre la medecine methodique & la medecine purement empirique : l'une & l'autre peuvent faire également ces découvertes,
mais l'une & l'autre ne mettent pas également en état d'en faire toujours un
bon usage. Cette digression n'étoit pas
inutile ici, pour faire entrevoir que la
saignée n'est pour les fiévres humorales, qu'un remede indirect, quoiqu'elle y soit presque toujours nécessaire,
comme nous le ferons voir, pour prévenir, ou pour combattre les principaux
accidens de ces maladies.

Il faut donc conclure de tout ce que
nous venons de dire, que la saignée ne
peut avoir lieu, que lorsque ce sont les
liquides qui troublent l'action des solides, ou lorsque ce sont les solides qui
causent du desordre dans les liquides :
car quand les solides ou les liquides se
trouvent absolument & par eux-mêmes
défectueux, le mauvais état des uns ou
des autres, ne peut être alors réparé par
la saignée.

265.

Resultat des chapitres precedens.

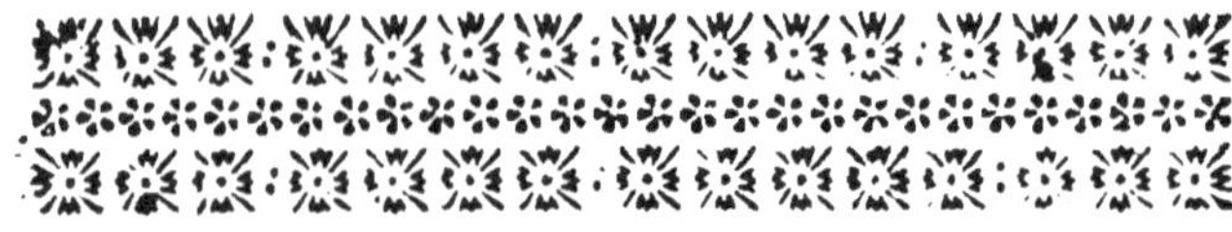

SECONDE PARTIE

DES INDICATIONS

POUR

LA SAIGNE'E.

I. Section. *Des indications pour la Sai-gnée, prises de l'état des solides.*

II. Section. *Des indications pour la Sai-gnée, prises de l'état des liquides.*

III. Section. *Des indications pour la Sai-gnée, prises de l'état des solides & des liquides ensemble.*

SECTION I.

Indications pour la Saignée, prises de l'état des solides & des ef-fets de ceux-ci sur les liquides.

CHAPITRE. PREMIER.

DE LA DEBILITATION DU PRINCIPE VITAL.

L Abattement des forces doit être regardé par rapport aux organes destinés aux mouvemens purement vo-lontaires, & par rapport aux organes
destinés

deftinés aux opérations naturelles ou machinales. Ces dernieres font fi importantes pour la confervation de la machine, que dans les cas où la nature ne peut pas fubvenir à ces deux genres d'actions, elle abandonne prefqu'entierement & fur le champ, les mouvemens volontaires, pour fatisfaire aux mouvemens naturels. Dès qu'une fiévre un peu forte nous attaque, ou bien une autre maladie où le principe vital eft tourmenté, nous appercevons que nos membres nous refufent le fervice, nous fommes obligés de ceffer de marcher ou d'agir, & nous nous trouvons prefqu'entierement livrés à l'inaction, jufqu'à ce que la maladie ait laiffé le principe vital en paix, & que les pertes que la nature a foufferres, foient du moins en partie réparées. Nous ne devons donc pas être furpris, lorfqu'une maladie s'eft déclarée, furtout une maladie aiguë, de trouver le malade arrêté ou hors d'état d'agir, à caufe de la foibleffe de fes membres, pourvû que l'on remarque principalement par l'examen du pouls, que le principe vital refte vigoureux, & qu'il continuë de fatisfaire pleinement aux opérations naturelles : mais on doit foupçonner quelque chofe

C

d'extraordinaire , lorſque ce principe devient languiſſant & abatu. Cet etat demande que l'on ſoit fort attentif à en démêler la cauſe.

267.
L'abbate-
ment des
forces eſt ou
une affection
immédiate
du principe
vital, ou un
ſimptome de
maladie.

Le principe vital peut être affecté en deux manieres, *idiopatiquement* ou *ſimp-tomatiquement*. Il y a deux cas princi-palement, où il ſe trouve empeché par accident, ou ſimptomatiquement : 1°. à cauſe d'un empêchement dans le cours des liquides. Cet empêchement peut être général , & cauſé ſeulement par une trop grande abondance de ſang qui bride les organes de la circulation , qui jette plutôt dans une ſorte d'accable-ment , que dans une véritable debilité [nous en parlerons dans le chapitre ſui-vant] Ou bien il peut être particulier , & cauſer un embarras de circulation dans le cerveau ; c'eſt un accident qui arrive aſſez fréquemment dans les ma-ladies aiguës ; mais pour juger alors du beſoin de la ſaignée , il faut diſtinguer dans le cerveau, de deux ſortes d'embar-ras : les uns commencent la maladie , ils en font le principal , ils ſont la cauſe de tous les accidens qui y ſurviennent ; & de ce genre il y en a qui ſe font par engorgement , ou bien par extravaſion , comme dans l'apoplexie ; d'autres ſont inflammatoires, comme dans les fiévres malignes cerebrales : les autres font des dépôts qui arrivent pendant la maladie ; ces derniers, comme nous remarquerons ailleurs, fe forment auffi par inflammation, ou par un fimple engorgement , & ils fe font quelquefois vers le commencement & avant d'abondantes faignées , quelquefois vers la fin , & après qu'on a déja beaucoup faigné. Tous ces differens cas exigent des attentions particulieres par rapport à l'ufage de la faignée : il faut furtout connoître la difference qu'il y a entre un embarras de circulation qui fe fait fimplement par engorgement , & un autre qui eft purement inflammatoire ; c'eft ce que nous expliquerons dans la fuite. 2°. Cette foiblefle peut être un accident qui vient de l'infuffifance des liquides, à caufe d'un épuifement , ou bien à caufe d'une diffolution putride ou autre , qui mettent toutes les parties organiques dans l'impuiffance de fatisfaire à leurs opérations : comme le défaut refide ici dans les liquides , nous en parlerons, lorfque nous examinerons les differens états des humeurs.

Nous nous bornons préfentement à la débilité qui vient d'une caufe étran-

268
Débilitation

gere qui affecte immédiatement le principe vital. Deux facheux fimptomes accompagnent ordinairement cette proftration des forces, une angoiſſe ou un
mal-aiſe infupportable, & une extin-
ction preſqu'entiere de la chaleur naturelle, parceque cette chaleur n'eſt plus
entretenuë par le jeu des vaiſſeaux devenu trop languiſſant. La congélation du
ſang eſt une ſuite néceſſaire de ce défaut de chaleur. Cette coagulation a
donné lieu de croire que cette foibleſſe
étoit cauſée par poiſons froids, & dans
ces derniers tems on l'a attribuée à des
venins acides ou coagulans. On étoit
même trop prévenu en faveur des acides, pour ſe donner la peine d'établir
par des preuves, cette derniere opinion;
mais aujourd'hui, que les préjugés commencent à ſe diſſiper à cet égard, on
eſt moins crédule, on ne trouve point
de ces acides particuliers & coagulans
dans les corps venimeux ; d'ailleurs
quand on fait attention à la petite quantité qu'il faut de la plûpart des venins,
pour répandre chez nous une foibléſſe
& une glace univerſelle, on ne connoît
rien en acide de ſi puiſſant dans la nature ; non-ſeulement il faut, pour s'en
tenir à cette opinion, admettre un aci-

de où l'on ne peut en découvrir, mais il faut encore le feindre tel qu'on n'en connoît point, & cela seulement pour lui attribuer une coagulation qui d'ailleurs arrive tous les jours, sans qu'il soit question d'y reconnoître aucun acide, surtout dans les plaïes qui pénetrent les parties nerveuses des visceres, comme du diaphragme de l'estomac. On amena dans notre hôpital un soldat blessé d'un coup d'épée pénétrant dans *l'abdomen* jusqu'à l'un des *plexus* du mesentere ; ce blessé eût les accidens qui arrivent à ceux qui perissent de venins ou poisons froids, il devint froid & abatu, avec un pouls extrémement foible, une sueur froide, & une anxieté insupportable qui lui durerent jusqu'à la mort, qui arriva peu après avoir reçû le coup. Dans ce cas le froid & la congelation du sang furent sans doute l'effet de l'extrême foiblesse, où le malade fut réduit dans le moment de sa blessure, & cette foiblesse vint uniquement de ce que le genre nerveux, où reside le principe vital, étoit vivement attaqué. Le principe vital peut donc être immédiatement affecté en lui-même, de façon qu'il se trouve comme suffoqué, ou presqu'éteint. Mais ce qui doit plus nous surpren-

269.
Les choses

dre, c'eſt qu'il n'eſt point néceſſaire, pour cauſer un changement total dans le principe vital, que les choſes qui l'affectent aillent gagner le cerveau, ou l'origine des nerfs ; il ſuffit que ceux-ci ſoient atteints en certains endroits, où ils ſont fort ſuſceptibles d'impreſſion. L'eſtomac eſt de tous les viſceres, celui où le principe vital ſe trouve plus facilement affecté. Dès qu'une matiere ſe trouve incompatible à cette partie, le principe vital eſt entrepris, il ſe revolte s'il peut, & s'en débarraſſe par le vomiſſement, ou bien il ſuccombe avec une défaillance qui devient univerſelle. L'un & l'autre effet ſe remarque aiſément dans ceux qui ont avalé un peu de tabac : ils tombent preſqu'auſſitôt dans une défaillance avec une ſueur froide, & une anxieté déplorable qui durent juſqu'à ce que le vomiſſement ſurvienne : mais il arrive ſi difficilement que ces perſonnes ſe trouvent dans une langueur & dans un abattement mortel. Dans l'uſage de la plûpart des émétiques, dans les indigeſtions, dans les vomiſſemens de ſang, & dans bien d'autres cas, on obſerve cet abattement des forces de tout le corps, cauſé par une impreſſion particuliere qui ſe fait à cette partie. Il n'y

a pas longtems que je vis dans notre hôpital, un ſoldat qui y fut conduit ſur les
ſept heures du matin ; il ſe plaignoit
d'une douleur qui venoit de lui prendre
dans la region *épigaſtique*, avec une angoiſſe inſupportable qu'il reſſentoit
dans cette même region : il étoit extrémement foible ; il avoit le viſage retiré, pâle & hideux, couvert d'une ſueur
froide qui étoit de même partout le
corps. *Mr. Duvrac* Medecin de la faculé
té de Paris, chargé de ce malade comme Medecin de l'Hôpital, le fit ſaigner
deux ou trois fois, n'oublia rien d'ailleurs de tout ce qu'on pouvoit faire pour
le tirer de cet état, ſans qu'il fut poſſible de lui procurer aucun ſoulagement ;
ces accidens ne firent qu'augmenter de
plus en plus juſqu'à la mort qui arriva
dans la même journée. Quelques affaires
preſſées que j'eus, m'empêcherent de faire l'ouverture pour découvrir la cauſe de
cette *cardialgie*. Les mêmes accidens ne
laiſſent pas de venir ſouvent auſſi d'engorgemens, d'inflammations, & d'autres affections qui arrivent en particulier à d'autres viſceres, comme
le cœur, le diaphragme, les inteſtins,
&c. On en a une infinité d'exemples ;
c'eſt pourquoi on ne doit pas toujours

C iiij

rapporter à une affection cérébrale , ou à un épuisement , ou bien à une infection putride,cette débilité de l'esprit vital : car il peut se trouver suffoqué par tous les genres d'impressions qui affectent puissamment , ou d'une certaine façon , le genre nerveux en quelque viscere que ce soit.

270.
La plûpart des cordiaux n'agissent pas en reparant les esprits dans le cerveau,&en resistant à la putréfaction.

On peut faire la même remarque par rapport à la plûpart des remedes qui reveillent les forces , & qu'on appelle cordiaux , surtout à l'égard de ceux qui sont fort actifs & spiritueux , parceque nous voions que la plûpart de ces remedes font leur effet dès le moment même qu'ils sont reçûs dans la bouche , dans l'estomac ou par le nez. Ce sont des drogues stimulantes qui raniment le mouvement des esprits , dont la seule fixation, ou l'extrême ralentissement , est presque toujours en quoi consiste la prostration *idiopathique* du principe vital , & presque jamais d'un épuisement d'esprits. Cette derniere cause ne regarde gueres que les mouvemens volontaires : car nous voions tous les jours dans les fiévres très-violentes & longues , où l'on saigne , où l'on purge beaucoup de fois les malades auxquels l'on fait observer d'ailleurs une grande diéte , nous

[2.]
Ces remedes relevent les forces en reveillant le mouvement des esprits en quelque partie que ce soit.

271.
La prostration idiopathique des forces, vient plutôt d'une fixation des esprits , que de leur épuisement,

voions, dis-je, dans ces fiévres & même fur leur fin , après que les humeurs
ont fouffert une perte des plus exceffives, que le principe vital fe foutient
toujours fort bien , que les actions naturelles fe font facilement & d'une maniere victorieufe , & que les organes
par lefquels elles s'executent , n'en
deviennent même que plus agiles,
plus libres , & plus prompts dans leurs
mouvemens. Ce feroit cependant en pareil cas, que l'efprit vital devroit languir
extrémement , s'il pouvoit être épuifé.
Il y a donc beaucoup plus d'apparence
que les changemens qui lui arrivent,
dépendent plus du mouvement des efprits augmenté , ralenti , empêché ou
troublé, que du plus ou du moins de
matiere dont ils font formés , parceque
ce qu'il y a de plus mobile ou de plus
actif, n'eft point fourni aux dépens de
nos humeurs, & qu'un principe plus
univerfel & plus inépuifable y fubvient.

n°. 194.
202. [5.]

Il fuit delà que dans la proftration des
forces naturelles, on ne doit point, pour
y remedier, avoir recours à des remedes
capables de réparer ou d'augmenter les
efprits animaux; mais qu'on doit chercher
à ranimer leur mouvement amorti, & à
les délivrer de l'obfeffion ou de la con-

272.
Les remedes
cordiaux
font de deux
fortes, les
confortans
& les anti-
dotes.

C v

trainte où ils se trouvent. Ainsi on peut
réduire à deux classes, les remedes qu'-
on doit emploier contre la débilité ou
l'abattement du principe vital, lorsque cet abattement vient d'une cause
qui affecte immédiatement les nerfs,
& qui y eteint le mouvement des esprits.

La premiere classe comprend les remedes stimulans, ou ceux qui par leur
activité, peuvent ressusciter ou ranimer
ce mouvement : tels sont les esprits volatils huileux aromatiques, ou toutes
les drogues qui en sont remplies, les
sels urineux, les liqueurs vineuses ou
chargées d'huiles alkoolisées, les eaux
spiritueuses distillées, impréignées
d'huiles alkoolisées, & d'huiles essentielles aromatiques.

La seconde comprend les antidotes
& les remedes qui attaquent, ou qui
corrigent la cause même qui amortit,
ou qui suffoque le mouvement des esprits animaux. Les matieres capables de
produire cet effet sur ces esprits, sont si
déliées, & viennent de tant de sources
differentes, qu'il est difficile de trouver
au juste, le remede qu'on peut leur opposer en particulier. On prend souvent
les simples stimulans pour des antido-

tes , & quelquefois des antidotes pour
des stimulans ou confortans : peut être
font-ils ordinairement l'un & l'autre ;
c'est ce qui est difficile à démêler , par
exemple , à l'égard des venins , contre
lesquels les sels volatils sont si efficaces.

Les remedes capables de résister à la
pourriture, peuvent ce semble, servir
d'antidotes contre les vapeurs putrides
malignes;en ce cas les huiles essentielles
& balsamiques, les huiles alkoolisées,
qui font très-confortantes ou très stimulantes, peuvent être le correctif de
ces vapeurs ; mais d'un autre côté, si
ces matieres putrides ont passé dans les
humeurs, qu'elles y aient porté la corruption, ces remedes peuvent devenir
alors fort nuisibles en augmentant le
jeu des vaisseaux , parceque le progrès
de cette putréfaction peut être fort ac-
celeré par l'action des vaisseaux trop excitée ; circonstance qui doit nous rendre attentif à distinguer la putréfaction
de nos humeurs mêmes,d'avec les matieres putrides qui viennent du dehors
se mêler avec elles;& à ne pas confondre
les effets des unes & des autres : car il
est très-rare que nos humeurs se trouvent dans les vaisseaux, corrompuës
elles-mêmes au point de fournir de ces

273.
Cas où la
putréfaction
peut atta-
quer le prin-
cipe vital,

vapeurs putrides capables d'avoir prife immédiatement fur les efprits animaux; puifqu'il n'y a que la putréfaction fœtide au fuprême degré, qui puiffe précifément lui donner atteinte. La remarque en eft aifée à faire dans les femmes groffes, à l'égard defquelles nous avons déja dit que l'on trouve quelquefois leurs enfans, & les arriere-faix, tellement pourris,qu'ils s'en vont par pieces, cependant fans puanteur & fans que ces femmes s'en trouvent incommodées;mais s'il refte dans la matrice quelque chofe de ces corps corrompus,après que l'air y a eû accès, la puanteur s'en faifit & devient bientôt infupportable ; ces femmes tombent alors dans un abatement & dans des fincopes qui les font périr en peu de tems.Tous les jours il fe fait des fuppurations, & des abcés dont les matieres ne fentent aucunement mauvais ; en ce cas le principe vital n'en fouffre point, fi au-contraire il fe fait des fuppurations fort fœtides en quelque endroit du corps, les forces naturelles tombent tellement, que fi on ne donne pas promptement iffuë à ces matieres, les fincopes furviennent & le malade périt. C'eft un fait dont on a beaucoup d'exemples, il eft facile par-

là d'appecevoir que les vapeurs putrides n'acquierent, par rapport au principe vital , leur malignité, qu'avec la
puanteur. Or il eſt rare que les humeurs
qui circulent dans les vaiſſeaux , parviennent à ce degré de putréfaction qui
peut les rendre fœtides , puiſqu'on ne
remarque rien de ſemblable dans celles
que nous tirons par les ſaignées , même
dans les fiévres où la putréfaction paroît dominer le plus. Ce n'eſt donc
point les humeurs qui roulent dans leurs
vaiſſeaux , qui attaquent jamais par leur
corruption, le principe vital ; quand celui-ci ſe trouve entrepris dans les fiévres
putrides , on doit ſoupçonner des vapeurs infectes dans l'eſtomac ou ailleurs, qui ſont la cauſe de ce deſordre,
ſoit qu'elles ſe ſoient mêlées avec nos
humeurs , ou ſoit qu'elles affectent le
genre nerveux à l'endroit même où elles ſe trouvent. On voit par-là qu'on ne
doit jamais , lorſque le principe vital
eſt attaqué dans les maladies putrides ,
avoir en vuë la putréfaction de nos humeurs mêmes , mais ſeulement quelques vapeurs putrides au ſuprême degré , qui s'y ſont gliſſées , qui peuvent
à la verité rendre ces humeurs extraordinairement *putreſcentes* , ſans les infecter cependant juſqu'à la puanteur.

274.

Les huiles étherées, & les huiles al-koolisées font, je l'avouë, contraires à la putréfaction, en racorniffant nos humeurs, & en les défendant contre la diffolution putride ; mais ces remedes font d'ailleurs incomparablement plus ftimulans, par rapport aux vaiffeaux, qu'ils ne font oppofés à la corruption des humeurs ; en forte qu'une dofe fort infuffifante pour être de quelqu'effet fur toute la maffe de nos humeurs, peut être exceffive par rapport à l'agitation dans laquelle ils mettent tout le genre arteriel. Ces huiles doivent donc plutôt être regardées comme des ftimulans, que comme des antidotes contre la putréfaction, où le principe vital eft entrepris. Au furplus les cordiaux ftimulans ne font pas précifément ceux qui doivent être emploiés pour relever le principe vital, affecté par des matieres putrides qui infectent nos humeurs ; parceque, comme nous venons de le dire, ils contribuënt à la putréfaction de celles-ci, en excitant le jeu des vaiffeaux. Il eft plus à propos en pareil cas, de recourir à des remedes qui peuvent plus défendre les humeurs, qu'exciter le jeu des vaiffeaux : nous remarquerons quels font ces remedes, lorfque nous parlerons de la putréfaction de nos humeurs.

Nous voions des fiévres malignes accompagnées dès le commencement, d'une extrême débilité avec une anxiété désolante, qu'on ne peut point confondre avec ces accablemens, qui ont pour cause une dépreffion, ou un embarras de circulation qui opprime le genre nerveux. N'a-t'on pas lieu de juger que la caufe de ces fiévres eft une forte de venin ou de poifon, qui attaque alors immédiatement le principe vital ? Que c'eft une matiere étrangere qui a une qualité pernicieufe par rapport au genre nerveux ; qui s'adreffe, qui fe fixe particulierement à lui, & le met dans l'impuiffance de fatisfaire, comme à l'ordinaire, aux opérations les plus néceffaires à la vie ? C'eft là principalement le cas où une fiévre peut être appellée en rigueur fiévre maligne, du moins à s'en tenir à l'idée que les Anciens avoient de la malignité dans les fiévres, & pour laquelle ils avoient recours aux cordiaux dans les maladies aiguës. Il eft vrai qu'ils confondoient ordinairement avec cette malignité, les embarras du cerveau qui produifent à peu près les mêmes accidens, au-lieu

qu'aujourd'hui on fait tout le contraire ; car on ne connoît plus gueres d'autre malignité, que ces embarras du cerveau qu'on suppose être toujours la cause de l'abattement des forces naturelles,
en gênant ou en opprimant le genre
nerveux dans son origine, & en inter-
rompant par-là le cours des esprits animaux; ce qui paroît ordinairement vrai,
du-moins à en juger par l'ouverture des
cadavres, où l'on trouve ordinairement
à-la suite de pareilles maladies, des embarras, des abcès, des gangrenes dans le
cerveau ; mais on ne doit se fier que de
bonne sorte à ces apparences, lorsqu'il
s'agit de prononcer sur la cause de la maladie; car il est certain que les dépôts,
qui se font dans le courant d'une fiévre
continuë, font souvent prendre l'effet pour la cause, & font croire
surtout dans le commencement d'une
maladie, où les humeurs n'ont pas encore eu le tems de souffrir des pertes
considérables, que cette foiblesse pre-
maturée ne peut venir que d'un embarras de circulation qui fait obstacle à l'e-
xecution des opérations naturelles ; ce
qui détermine à saigner avec profusion,
comme si on ne pouvoit d'ailleurs se convaincre par une infinité d'expériences,

que le principe vital peut être directement affecté par la moindre parcelle de
matiere qui lui fera contraire, que ces facultés peuvent être liées ou empêchées
par quelque impreſſion particuliere, &
que, loin de mettre alors ſa confiance
dans les ſaignées, il faut avoir recours
à des cordiaux ſpiritueux & actifs, qui
pénétrent juſqu'à la cauſe, ou qui mettent le genre nerveux en état de la ſe-
coüer, & de ſe défendre contre elle.

Au reſte c'eſt peut être le ſeul cas, où
les remedes volatils & ſtimulans peuvent avoir lieu dans les maladies aiguës,
où ils ſont ordinairement très-dange-
reux; mais ce cas n'eſt pas abſolument
ſi rare qu'on croit; je l'ai remarqué très-
particulierement une fois entr'autres, à
l'occaſion d'une demoiſelle âgée d'environ 55 ans, délicate & peu fournie
d'embonpoint, & quitte depuis longtems des pertes ordinaires au ſexe. Cette
demoiſelle tomba dans une fiévre continuë avec de fréquentes ſincopes; ſon
pouls étoit petit, intermittent, convulſif & très-foible : je ne ſçus d'abord
à quoi attribuer ces accidens; l'eſprit
étoit d'ailleurs auſſi abattu que le corps,
ce qui me fit ſoupçonner un embarras
dans le cerveau, ou quelques matieres

vermineuſes & putrides dans les premieres voies. Je pris le parti de me mettre en regle contre l'un & l'autre, en
commençant par quelques ſaignées pour
hazarder plus ſûrement un minoratif
animé de quelques grains *de ſtibié*, qui
n'opera aucune évacuation, non plus
que les lavemens auxquels on eût recours aſſez fréquemment ; mais le ventre reſta opiniâtrement conſtipé. Cette
conſtipation, ſon pouls toujours fort
ſerré, & la langue ſeiche, marquoient
une conſtriction univerſelle, qui paroiſſoit ne pouvoir être vaincuë que par
la ſaignée. Je me déterminai donc à
pourſuivre cette maladie par des ſaignées
reïterées ; mais je m'apperçûs bientôt
que je n'étois pas dans le bon chemin ;
le pouls ſe perdoit de plus en plus, les
ſincopes & les ſueurs froides redou-
bloient à chaque ſaignée, quoique je
n'en fiſſe que de fort petites, tant parceque le ſang venoit difficilement, que
parceque les accidens étoient ſi effraians,
que je craignois que la malade ne périt
entre mes mains. Ces circonſtances
m'obligerent de proceder autrement : je
m'attachai à la foibleſſe, elle me pret-
ſoit trop en effet pour ne pas être rap-
pellé à mon principal objet, ſurtout

après avoir fait d'autres tentatives qui m'avoient si mal reuſſi. Je preſcrivis une potion avec la theriaque, *le diaſcordium*, la confection d'hiacinte, le ſirop d'œüillet, l'eau ſpiritueuſe de canelle, le ſel de vipere, délaiés dans les eaux de chardon benit, & de ſcabieuſe. On humectoit beaucoup par des boüillons legers, & par une tiſane ordinaire ; & les lavemens furent toujours emploiés, quoiqu'ils n'operaſſent aucun effet ſenſible. Peu de tems après que la malade eut fait uſage de cette potion cordiale, la foibleſſe devint beaucoup moins effraiante, le pouls ſe releva un peu, les ſincopes arrivoient plus rarement ; mais je fus obligé, pour l'entretenir dans ce meilleur état, de continuer cette même potion juſqu'à ce que la fiévre fut arrivée à ſon terme, qui fut environ le 21e. jour. Ce qu'il y eut encore d'étonnant dans cette maladie, c'eſt qu'elle ſe ſoit terminée ſans preſque aucune évacuation ſenſible : circonſtance qui d'ailleurs prouve bien que le délabrement des humeurs n'avoit point de part à cette grande débilité, & que la cauſe de cette fiévre s'adreſſoit directement au principe vital ; en ſorte que cette débilité étoit ici un des caracteres eſſentiels de la maladie.

276.
Refultat.

Je me fuis un peu étendu fur la débilitation des forces, parceque cet accident, qui eft affez fréquent dans les maladies, fait naître plus que tout autre, une grande répugnance pour la faignée. Il étoit néceffaire de diftinguer les differentes fortes de débilités & leurs differentes caufes, pour connoître celles où ce remede convient plus ou moins. Quand j'approche d'un malade, qui à peine peut remuër un de fes membres, ou fe tourner dans fon lit, mais qui d'ailleurs a le pouls ample, libre & vigoureux, j'apperçois alors que la foibleffe ne regarde que les forces qui dépendent des facultés animales, & nullement celles qui dépendent des facultés naturelles ou vitales. En ce cas je tire de la maladie, ou de ces accidens, mes indications pour la faignée. Je juge de même d'une affection *hifterique*, où une perfonne peut dans le courant d'une maladie, tomber fans connoiffance & fans fentiment & comme en fincope, & qu'on peut diftinguer d'une véritable fincope par le pouls, qui fe foutient ordinairement en pareil cas. Si le malade eft accablé, que fon pouls foit lourd, dur, & comme gêné, que je lui trouve la tête chargée & l'efprit peu libre, ou délirant, je

conçois que les forces sont opprimées par
l'abondance du sang, ou par un embarras
de circulation surtout dans le cerveau.
Cette foiblesse me fournit alors elle-même une indication pour la saignée. Si au
contraire ce malade que je trouve abatu,
a un pouls petit, relaché, & languissant, accompagné d'évacuations abondantes,
soit par les selles ou par les sueurs, je
comprens que cette foiblesse est une suite de la dissolution des humeurs. Dissolution à laquelle, comme nous le verrons, je dois avoir égard avant que de
me déterminer sur ce que j'ai affaire.
Mais si une débilité excessive me frappe
d'abord dans un malade, qui d'ailleurs
ne se trouve dans aucunes des circonstances dont on vient de parler ; que je
lui trouve un pouls fort débile, petit,
enfoncé, & un peu dur ou convulsif ;
que ce malade sente une espece de défaillance avec anxieté vers la region du
cœur, ou de l'estomac ; que la chaleur
naturelle languisse à l'excès, & que son
visage soit defait avec un aspect triste &
consterné, j'entrevois que la maladie
reside particulierement dans le principe
vital, (si je n'ai point à soupçonner quelqu'inflammation des visceres où le genre
nerveux est fort susceptible d'impres-

fion).Alors je ne regarde plus la faignée,
comme un remede qui convienne directement à cette maladie. Si je la prati-
tique en pareil cas , c'eft qu'il y a quelques indications d'ailleurs qui m'y engagent,telle eft cette contraction convulfive, que je remarque dans le pouls qu'il
faut détendre,ou bien une plethore qu'il
faut diminuer pour donner plus d'aifance au jeu des arteres, ou enfin la crainte
de quelque dépôt ; mais toujours eft-ce
avec égard pour cette *proftration* du principe vital , qui exige qu'on faffe chaque
faigné à plufieurs reprifes, à caufe de la
difpofition où le malade eft de tomber en
fincope : car du refte les faignées ne
font pas , comme nous l'avons remarqué , abfolument contraires par leur
évacuation à cet abatement ; bien loin
delà elles rendent l'ufage des cordiaux
moins fufpect, & même plus falutaire.
Il n'y a qu'un certain dérangement, que
la faignée produit dans le principe vital,
au moment même qu'elle fe fait, qui
expofe prefque toutes fortes de fujets à
la fincope ; il n'y a , dis-je , que ce
changement paffager qui fait que les faignées paroiffent fi contraires dans le cas
préfent : mais on en prévient tous les
inconveniens , en faifant une faignée en

plufieurs fois, & en entremêlant les cordiaux plus ou moins felon que le cas est preffant.

* * *

CHAPITRE II.

DE L'INTEMPERIE SANGUINE OU DE LA PLETHORE.

L·A faignée est le remede fpecial des fanguins. Les deux grands refforts de la machine, les vaiffeaux & les liquides, font parfaits chez eux. Leurs vaiffeaux ont foncierement une force élaftique qui les rend vigoureux, ou qui les rétablit dans leur vigueur, lorfqu'ils ont à fupporter quelque perte de la part des liquides. Par ce reffort, le fang & les limphes font bientôt arrivés à leur dégré de coction; l'humeur bilieufe est produite dans une quantité & avec des qualités convenables, pour raréfier, pour contribuer à la fluidité & à l'élasticité de ces fucs, pour les aider à repouffer les parois des vaiffeaux lors de leur contraction. Cette action & cette réaction puiffante de part & d'autre, rendent toutes les opérations du corps vigoureufes. Tout s'execute parfaitement

277.
La faignée est le remede des fanguins.

n°. 206.

tant qu'il ne survient point d'obstacle :
aucune humeur ne croupit ni ne s'arrête : aucune filtration n'est en défaut :
aucune fonction n'est suspenduë ; mais
toujours se trouve-t'il ici une disposition qui malgré tant d'avantages, expose la machine à un inconvenient
considérable. Cette faculté qu'ont les
vaisseaux, de façonner & d'avancer
promptement la coction des sucs chileux, produit souvent une quantité excessive de sang. La masse des humeurs en
devient moins fluide & moins coulante
qu'il ne convient, pour avoir son cours
assez libre dans tous les vaisseaux qu'elle
a à parcourir ; c'est cette quantité excef-
sive de sang qu'on appelle *plethore* ou
réplétion, mais il s'agit d'examiner ce
que c'est au juste que cette plethore, &
en quoi elle consiste.

278.
L'obésité
differe de la
plethore.

Quoiqu'il y ait peu de personnes qui
confondent la plethore ou l'excès du
sang, avec *l'obésité*, qui en général est
une surabondance de sucs, surtout de
sucs blancs, dont l'effet est d'augmenter excessivement l'embonpoint, ou le
volume de tout le corps sans le rendre
malade., on a cependant de ces deux
états, une idée qui est à-peu près la même, en ce qu'on les a pris l'un & l'autre

tre par une trop grande plénitude, à la
reserve seulement qu'on borne celle qui
fait la plethore, aux seuls vaisseaux sanguins.

Plusieurs raisons militent victorieu- 279.
La plethore
quo ad vasa
est rare.
sement contre cette trop grande plénitude des veines & des arteres, dans laquelle on fait consister la plethore. Le
principal effet que celle-ci produit, est
l'accablement des forces, ou une sorte
d'impuissance de mouvoir ou de ploier
les membres. Quelle terrible plénitude
il faut supposer dans les arteres & dans
les veines, pour leur donner une sorte
de roideur capable de s'opposer à la fle-
xion des parties ? Encore faut-il faire attention à la petite quantité de vaisseaux
qui, vis-à-vis les jointures de ces parties,
se trouvent avoir la direction nécessaire pour produire cet effet ; mais après
tout quand cette résistance est surmon-
tée par l'effort des membres, qu'on entreprend absolument de mouvoir, malgré la difficulté qui s'y trouve, que doivent devenir ces vaisseaux si pleins, si
tendus, si inflexibles, qui d'ailleurs
sont si faciles à rompre ? Est-il possible
dans cette hipotese, qu'ils y resistent &
ne se rompent pas de toutes parts. Sça-
vez-vous au reste ce qui fait cette pléni-

tude si excessive par tout le corps ? Ce sont deux ou trois palettes de sang, pas davantage ; car il suffit pour l'ordinaire de n'en pas tirer plus, par une saignée, pour dissiper entierement l'embarras que cette plénitude cause dans le mouvement des membres : on en a quelquefois tiré bien moins avec le même succès. De plus, si la plethore consistoit dans une plénitude excessive des arteres & des veines, elle devroit causer dans ces vaisseaux, une détention qui augmenteroit considérablement leur volume. C'est justement ce qui ne produit point la plethore ; au-contraire, plus elle a lieu, plus les arteres se trouvent serrées & concentrées. Quant aux veines, rien n'est plus équivoque, comme on l'a déja remarqué, que leur apparence sous un volume plus ou moins considérable ; car cette apparence peut varier plusieurs fois dans un même jour, sans qu'on s'en apperçoive & sans altération de la santé, par rapport à l'agilité & aux forces. La saignée, par une raison contraire, devroit dans la plethore, en diminuant cette plénitude, diminuer aussi le volume des vaisseaux, puisqu'on croit que c'est en désemplissant les vaisseaux, qu'on guérit cette plethore. Cependant le volume des vaisseaux augmente en pareil cas, presque toujours aprés la saignée. Qu'on dise, si l'on veut, que cette augmentation de volume des vaisseaux, qui survient après la saignée, est l'effet d'une raréfaction causée par l'aisance que la saignée a procurée dans le jeu des vaisseaux, & dans le mouvement des liquides ; il faudra en convenir : mais une plénitude excessive causée par une surabondance de liquides, est bien autrement capable de forcer & d'étendre les parois des vaisseaux, qu'une raréfaction spontanée qui les remet seulement dans leur état ordinaire. La fausseté de cette plénitude, a servi à fournir des armes aux ennemis de la saignée, qui ont regardé la plethore comme une chimere. Ils nous objectent fort bien que si les vaisseaux étoient susceptibles de plénitude, les moindres excès dans le boire & dans le manger, devroient produire cet inconvenient, parcequ'alors on se remplit de sucs plus qu'on en vide par une saignée ; d'où il faut, selon eux, conclure de deux choses l'une, ou que cette plénitude a lieu plus souvent qu'on ne pense ; mais que la nature s'en débarrasse si facilement & si promptement, qu'on ne s'en apper-

çoit presque point, & qu'il n'est pas besoin par-conséquent d'avoir recours à la
saignée contre la plénitude ou plethore, puisque c'est un accident qui doit
arriver si fréquemment, & disparoître
chaque fois presqu'aussitôt : ou bien il
ne faut pas convenir de cette prétenduë
plénitude, & en ce cas, pourquoi saigner ? Toutes ces raisons qu'on allegue
contre cette plénitude qu'on confond
avec la plethore, & qu'on fait tomber
sur la plethore même, perdront toutes
leurs forces contre celle-ci, dès qu'on
connoîtra mieux ce que c'est que plethore.

Il est certain que la masse du sang se
trouve plus garnie de partie rouge dans
des personnes que dans d'autres : il ne
faut que des yeux pour se convaincre de
cette verité. Il y a donc des personnes
où il se forme plus de cette partie rouge
que dans d'autres, comme il y a des
personnes où il se forme plus de graisse, & d'autres où il s'en forme moins.
L'on sçait d'ailleurs que cette varieté
n'est point fondée sur la quantité d'alimens que prennent les uns & les autres,
mais que c'est un effet des differens temperamens, dont nous avons parlé. Cette partie rouge formée de petites mas-

ses globuleuses, qui surpassent en grosseur & en pesanteur tous les autres genres de molécules qui composent nos humeurs, doit donner plus ou moins de consistence à la masse du sang, selon qu'elle s'en trouve plus ou moins garnie ; elle doit la rendre plus ou moins coulante, plus ou moins *méable* ou capable de passer dans les tuiaux les plus étroits que cette masse doit parcourir.

Mais parmi ces plus petits tuiaux, il n'y en a point, où les changemens qui arrivent à la masse du sang, par rapport à la consistence, doivent produire des effets aussi prompts & aussi sensibles, que dans les fibres musculeuses, où cette masse doit non-selement avoir son passage, mais où elle doit couler, & se mouvoir avec une extrême liberté ; car delà dépend l'agilité de tous les organes du corps. Aussi le premier effet de la plethore est-il de gêner nos mouvemens, & d'en raier, pour ainsi dire, tous les organes, de mettre toutes les parties musculeuses dans une sorte d'impuissance de satisfaire comme il faut à leurs exercices. L'aisance de la circulation est donc plus nécessaire dans les fibres qu'ailleurs ; elle y doit manquer cependant plutôt que dans les autres

280.
La plethore *quo ad vires*, est la plus ordinaire.

(2.)
Elle reside dans les fibres musculeuses.

vaisseaux, où le sang circule ; parceque ces fibres sont de tous les canaux sanguins, les plus étroits & les moins organiques, puisque ce sont ces fibres qui servent à organiser les autres parties. Ces fibres n'ont pas des parois dont l'action puisse accelerer le mouvement du sang. La circulation peut se ralentir aussi, je l'avouë, dans les vaisseaux dont les parois sont organisées, lorsque l'action de ces parois vient à languir ; mais ce changement n'arrive que parceque les fibres motrices de ces parois, sont elles-mêmes empêchées par un sang qui n'y coule pas assez librement. Ainsi c'est toujours par ces fibres que commence ce ralentissement général de circulation que cause la plethore.

281.
Effets de la plethore.

De ce ralentissement de circulation dans les fibres, suit l'engagement de ces mêmes fibres ; & de cet engagement suit le resserrement des vaisseaux formés en partie de ces fibres, parceque les parois de ces vaisseaux n'ont plus assez d'aisance, ni pour se mouvoir, ni

[2.]
Resserrement des vaisseaux.
[3.]
Epaississement du sang.

pour s'étendre. Bien loin donc que ce soient les liquides qui forcent & dilatent les vaisseaux, ce sont ceux-ci, au contraire, qui tiennent le liquide dans la depression & dans la contrainte. Cette contraction exprime presque toute la partie sereuse, en la forçant d'enfiler les vaisseaux blancs ; delà s'ensuit que la masse du sang devient encore moins fluide & moins coulante, que l'action de tous les muscles en général, se trouve de plus en plus empêchée. Delà viennent aussi ces infiltrations sereuses & ces enflures *œdemateuses*, qui paroissent quelquefois dans la plethore. La masse du sang moins *méable*, & gênée dans les vaisseaux arteriels, peut s'y arrêter, comme nous le remarquerons ailleurs, & produire des tumeurs *phlegmoneuses* ou inflammatoires, ou bien elle se porte vers les endroits où ces vaisseaux sont plus foibles, & moins environnés de parties fermes, capables de les appuïer & de les défendre : elle les dilate, elle les rompt, elle s'échappe, elle s'extravase, elle s'insinuë dans les tissus cellulaires, ou dans d'autres réduits où elle s'accumule. Voilà la cause des hemorragies, des extravasions, des apoplexies, & autres maladies de ce genre que produit la plethore.

Les vaisseaux & les passages secretoires se ressentent aussi de ce resserrement, & de cette espece d'inaction que

[4.]
Inaction des membres.

[5.]
Enflures œdemateuses.

(6.)
Inflammations phlegmeuses.

(7.)
Hemorragies.

(8.)
Apoplexie.

(9.)
Filtrations empêchées.

produit la plethore, dans tous les genres de vaisseaux doüés de tuniques musculeuses. Les filtrations ne peuvent donc se faire que fort imparfaitement. Tant que le jeu des arteres reste gêné, les liquides sont mal-travaillés, la masse du sang n'est plus composée que d'humeurs imparfaites & d'impuretés ; celles-ci deviennent quelquefois incompatibles avec le genre arteriel, qui s'en irrite & qui se revolte ; d'où naît une espece de fiévre, qui tourmente, qui agite la masse du sang, qui détruit une partie des globules rouges, qui attenuë les humeurs trop compactes ; alors la masse du sang devient plus fluide, les filtrations se rétablissent, il se fait une dépuration, & la fiévre cesse incontinent.

La plethore se fait connoître par un pouls lourd, embarrassé, & un peu concentré, surtout dans un sujet naturellement vigoureux & sanguin, qui tombe dans une espece d'accablement, dans des lassitudes spontanées, qui est plus dominé que de coutume par le sommeil, qui sent une roideur, ou une peine à ploier ses membres, & dont le coloris est d'un rouge plus foncé qu'à l'ordinaire.

(10.)
Elaboration défectueuse des sucs.

[11.]
Fievre sino-que.

282.
Signes de la plethore.

La saignée qui se fait tout aux dépens de la partie rouge, est visiblement le remede le plus prompt & le plus efficace que l'on puisse emploier contre la plethore. Aussi arrive-t'il ordinairement, qu'une seule saignée suffit pour en dissiper tous les accidens. Comme la plethore réside plus dans les parois des vaisseaux, que dans les vaisseaux mêmes, & qu'elle consiste plus dans l'épaississement de la masse du sang, trop garnie de partie rouge, que dans l'augmentation du volume de cette masse, on s'apperçoit bien que ce n'est pas par la dépletion, que la saignée est si salutaire dans la plethore ; car si la dépletion que procure la saignée étoit si efficace, elle seroit encore plus avantageuse contre *l'obésité* que contre la plethore, parceque l'obésité consiste véritablement dans une plénitude excessive ; on sçait cependant que la saignée ne peut rien, ou presque rien contre cette derniere disposition. Il suffit de se rappeller le peu de rapport qu'il y a entre cette diminution que fait une saignée, & la quantité de liquides que nous avons alors. Cette diminution se réduit à si peu de chose, elle est si passagere, comme on l'a remarqué ; qu'il

283.

Utilité de la saignée dans la plethore.

(2.)

Ce n'est pas par la dépletion que la saignée guérit la plethore.

(3.)

La saignée ne peut rien contre l'obésité.

n°. 229.

D v

est impossible de lui attribuer le moindre effet, du-moins un effet durable.
Il s'agit dans la plethore, d'un remede
qui dégarnisse la masse du sang de sa
partie rouge ; c'est proprement l'effet
de la saignée ; elle y réüssit même doublement : car tout ce que la masse fournit à la saignée, d'humeurs contenuës
dans les vaisseaux sanguins, se réduit
seulement à la partie rouge qui est enlevée par cette saignée ; & à la place
de cette partie rouge, surviennent des
sucs blancs beaucoup plus fluides que
cette partie rouge. Ainsi outre que la
saignée diminuë la cause de l'épaississ-
sement de la masse du sang, elle augmente de plus la cause de sa fluidité :
elle ne contribuë pas à cette fluidité
simplement de la maniere que je viens
de dire; car cette partie sereuse, chassée
dans les vaisseaux blancs par le resserrement des vaisseaux sanguins, est rap-
pellée dans ceux-ci, dès que leurs parois viennent à se détendre, parcequ'a-
lors le calibre de ces vaisseaux augmente, & ces sucs qui en avoient été chas-
sés, y trouvent place, & une place
même beaucoup plus grande, que le
vide que la saignée y a causé par l'ab-
sence du liquide qu'elle a enlevé.

Cette amplitude que la saigné procure, en dissipant cette contraction que
la plethore causoit dans les vaisseaux,
nous permet de garder le langage qu'on
tient communément pour exalter les
effets de la dépletion : car nous pouvons toujours dire que la saignée dé-
semplit, qu'elle met les liquides plus
au large, qu'elle leur procure un chemin plus libre, qu'elle donne aux particules qui les composent, qui étoient
trop pressées, & trop rapprochées, plus
de champ pour se mouvoir, pour se séparer, ou pour se détacher les unes des
autres ; qu'elle cause par cette aisance,
une dimotion générale, dans les humeurs, qu'elle rappelle les sucs qui
avoient été obligés de chercher une retraite dans les vaisseaux blancs, qu'elle
rend les couloirs plus libres, & qu'elle
facilite la dépuration du sang. Mais au
fond on ne peut concevoir tous ces
effets, qu'en les attribuant au calibre
de vaisseaux augmentés à cause de la
saignée, & non pas au volume des liquides, diminué par la perte de celui
que cette saignée a enlevé.

La saignée n'est pas seulement propre pour guérir la plethore présente,
mais aussi pour la prévenir, & pour se

D vj

garantir des accidens facheux & inopi-
nés qu'elle peut produire. C'est à quoi
peuvent servir ces saignées de précaution, que ceux qui sont d'une complexion sanguine, se font faire dans le
cours de l'année, & dans le tems où
l'on se sent plus assoupi, plus pesant,
& moins agile qu'à l'ordinaire, & que
sans aucune cause apparente, on se
trouve las, ou comme fatigué, surtout quand on s'est un peu abandonné
à la bonne chere & au repos, ou bien
lorsqu'on s'est fait dans certains tems
de l'année, une habitude de ce remede.

285.
La diéte est
un remede
contre la
plethore,
mais beau-
coup lent &
plus à char-
ge que la sai-
gnée.

　　Une diéte humectante & un peu
nourrissante, peut suppléer à la saignée ;
cependant la saignée est toujours préferable, en ce qu'elle fait en quelques
minuttes, ce que la diéte ne feroit pas
quelquefois en beaucoup de jours. Mais
ceux qui mettent l'une & l'autre en usage, quand ils ont à craindre quelque
accident que leur pourroit attirer une
trop grande répletion, prennent le
parti qui est, en toutes manières, le
plus sur.

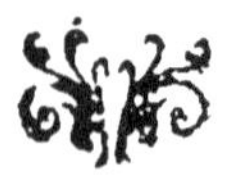

CHAPITRE III.

DE L'INTEMPERIE BILIEUSE.

LE temperament bilieux vient, comme on l'a dit, de ce que les arteres font en même tems fort fermes & fort amples, & de ce que leur reffort a beaucoup de trait, & leur jeu beaucoup de vîteffe.

Nous avons remarqué deux fortes d'humeurs bilieufes, fçavoir l'humeur bilieufe *recrémenteufe*, & l'humeur bilieufe *excrementeufe*. La premiere eft un diffolvant fans acrimonie, qui encore répandu dans la maffe du fang, peut, comme on le voit dans la jauniffe, y furabonder fans caufer beaucoup de defordre dans l'œconomie animale : mais il n'eft pas de même de la bile excrémenteufe ; celle-ci formée de l'humeur bilieufe qui eft fortie des routes de la circulation, aiant fervi à la diffolution des fucs alimenteux, rentre avec le chile dans la maffe du fang, où elle refte fous l'action des vaiffeaux, jufqu'à ce qu'elle ait acquis un degré d'acrimonie qui la rende incompatible

nº. 208

286.
Deux fortes d'humeurs bilieufes.
nº. 167.172

avec l'œconomie animale. C'eft ce même degré d'acrimonie, qui lui donne de l'affinité avec les voies de décharge, & qui folicite celles-ci à s'en faifir & l'expulfer. La voie des fueurs, & furtout comme l'a remarqué *Bellini*, celle des urines, font les principales iffuës de cet excrément.

287.
Acrimonie bilieufe.

Mais fi cet excrément, avant que de pouvoir être chaffé, vient à acquerir un degré exceffif d'acrimonie, il n'a plus ce degré d'affinité avec fes fecrétoires ; il en refte alors quelque partie dans la maffe des humeurs, qui y caufe cette acrimonie bilieufe, que les Anciens ont fort judicieufement remarqué, être la caufe de diverfes affections. Si cet excrément vient à caufer quelque froncement dans les capillaires fanguins, il occafionnera, comme nous

[2.]
Erefipelle, herpes, puftuler inflammatoires.

l'expliquerons par la fuite, des *érefipelles*, des *herpes* & d'autres inflammations de ce genre ; ou bien il fufcitera par fon incompatibilité avec le genre arteriel, une agitation extraordinaire dans ce genre de vaiffeaux, qui portera l'acrimonie bilieufe au fuprême degré ;

[3.]
Fievre ardente.

d'où naîtra & s'entretiendra une fiévre fouvent très-ardente, fouvent accompagnée de délires turbulens, de difpofitions inflammatoires, & d'autres accidens de même genre. Si la bile récrémenteufe eft formée d'une humeur bilieufe fort élaborée, cette bile eft alors très-difpofée à acquerir, en croupiffant dans la véficule du foïe, une grande acrimonie, qui bleffe & tourmente le canal des inteftins à mefure qu'elle s'y décharge : delà les *diarrhées* bilieufes, & les *diffenteries* accompagnées de tranchées cruelles.

[4.]
Diarrhées bilieufes, diffenteries, indigeftion bilieufes.

Quelquefois même les fels de ces matieres bilieufes font fi alcalifés, qu'ils boüillonnent, ou font effervefcence avec les fucs des alimens *acefcens* ; ce que l'on remarque par une ardeur brulante que l'on fent dans la region de l'eftomac, trois ou quatre heures après le repas. Le remede le plus fur que l'on puiffe emploier dans ces derniers cas, lorfque ces indifpofitions perfeverent, eft de renouveller la bile de la véficule, par le vomiffement qui en exprime l'ancienne, au moien des fecouffes & des compreffions auxquelles cette véficule eft expofée dans les efforts du vomiffement. Il n'y a point pour cet effet, de meilleur vomitif que *l'Hipecacuana* : ce remede n'agit pas feulement comme évacuant ; l'expé-

[5.]
Remedes.

rience a encore fait remarquer qu'il eft le correctif de ees matieres bilieufes, ce qui eft fort à confiderer ici ; car il fuffit qu'une petite portion.de cette bile dépravée, refte nichée dans quelque réduit, pour entretenir le mal très-long-tems, tandis qu'un rien peut fuffire quelquefois pour l'amortir. Une *diar-rhée* bilieufe me tourmentoit depuis plus d'un mois, & m'obligeoit à chaque inftant, d'obéir à fes importunités. Je faifois de grands efforts & peu d'éva-cuation : ce moment étoit toujours précedé de tranchées & fuivi de *te-nefmes*. Des affaires m'empêcherent d'emploier aucun remede, jufqu'à ce que j'euffe apperçu des matieres fan-guinolentes, qui me firent craindre la *diffenterie*. Cependant, pour ne me pas déranger de mes affaires, je refolus de prendre feulement un gros de rhubar-be pendant quelques jours de fuite ; dès le premier jour que j'en ufai, je fus guéri : les tranchées, le *tenefme*, tout fe diffipa fans avoir même été purgé aucunement par cette rhubarbe : ce qui prouve affez que ces matieres bilieufes peuvent fouvent être fort fufceptibles de correction, & qu'il eft toujours à propos, quand on veut les purger, de préferer les évacuans qui ſont d'ailleurs reconnus pour en être les correctifs.

Cependant il y a ſouvent du danger d'emploier ici trop bruſquement les évacuans, ſurtout lorſque les douleurs ſont fort vives, & accompagnées de fiévres, ou qu'on a lieu de craindre que celle-ci ne ſurvienne. Alors aucun remede ne convient ici comme la ſaignée : car outre qu'elle tempere ſouverainement l'acrimonie de la maſſe des humeurs, & qu'elle attaque, comme nous l'avons remarqué, cette acrimonie dans ſa cauſe & dans ſes effets, elle s'oppoſe encore aux diſpoſitions inflammatoires, que l'on doit craindre d'exciter dans le cas préſent, en emploiant des évacuans qui ſont toujours un peu irritans.

On peut encore ſeconder la ſaignée, dans l'acrimonie bilieuſe des humeurs, par des remedes adouciſſans & rafraîchiſſans, tels que nous les fourniſſent les plantes dénüées de ſels volatils, & qui ſont doüées d'une huile légerement ſavoneuſe acide, ou légérement mucilagineuſe & noïée d'eau, comme dans la *laituë*, dans le *lis d'étang*, le *pourpier*, le *laitron*, la *bourache*, la *bugloſe*, la *caſſe*, la *morgeline*, les *ſemences* froides , l'*arroche* , les *épinards* , l'*endive* , la *violette* , &c. Les poûmons de veau font de ce même genre ; car ils font remplis d'un fuc *muqueux* plus adouciffant & plus aqueux ; que ceux des autres animaux. On peut encore emploier contre cette acrimonie , les temperans farineux , comme les décoctions & les crêmes de ris, *d'orge*, *d'avoine*, &c. Les *aceteux* peuvent auffi avoir lieu ici, tels font *l'ozeille*, *l'alleluia*, les fruits *aigrelets*, comme les *pommes*, les *cerifes*, les *grofeilles*, les *oranges*, les *citrons*, l'*épine-vinette*, les *tamarins*, &c. Les animaux fourniffent le *lait de beurre*, le *lait clair*, les *fucs gélatineux* bien dégraiffés , le *fromage écrémé* & nouveau. Les mineraux nous donnent les acides diftillés, tels font , furtout l'efprit de fouphre & l'efprit de vitriol détrempés dans beaucoup d'eau , & jufqu'à une foible acidité. Les acides qu'on tire des végétaux ont la même utilité ; mais on doit être attentif dans l'ufage de ces acides , qu'il n'y ait point d'inflammation dans les vifceres, furtout aux poûmons , à la veffie ou aux reins. Il faut éviter ici les adouciffans trop gras ou huileux ou bitureux, parcequ'ils fe convertiffent promptement en bile dans ceux qui font de complexion bilieufe ; cependant ils ont quelquefois lieu pour adoucir dans les premieres voies , une bile trop mordicante , mais les graiffes qui tiennent de la nature du fuif, l'emportent fur les autres , parcequ'elles font moins fujettes à dépravation : c'est pourquoi on ordonne utilement en pareil cas , les *clifteres* faits de *boüillons de trippes* de mouton, ou bien ceux de *lait*, où l'on a fait fondre du *fuif*. On a même quelquefois fait prendre avec fuccès par la bouche, des bols de *fuif* dans la *diarrhée* bilieufe & dans des *diffenteries* qui avoient réfifté aux autres remedes.

Quand les douleurs & les coliques bilieufes preffent beaucoup, & que la fiévre n'eft pas encore confidérable , on eft moins retenu furl'ufage des huiles. On a recours à l'huile de lin & à l'huile de noix, à l'huile d'olive dans les lavemens, & à l'huile d'amandes douces par la bouche , que l'on mêle ordinairement avec la manne. On a quelquefois recours auffi au laudanum , & aux compofitions oppiées pour calmer ces douleurs; mais furtout les faignées promptement repetées & abondantes , font d'un trèsgrand fecours , lorfque les douleurs font fort vives , & que l'on a à craindre l'inflammation.

[2.]
Remedes contre la colique bilieufe.

289.
Pourquoi les Anciens appréhendoient la saignée dans les maladies aiguës des bilieux.

Les Anciens appréhendoient la saignée dans les maladies aiguës des bilieux, parcequ'ils croioient que le sang étoit le frein de la bile. Il est vrai que l'abondance du sang bride beaucoup cette grande activité des vaisseaux, qui, à l'égard des bilieux, est portée dans les maladies aiguës, aux derniers excès. On conçoit aisément que les premieres saignées que l'on fait en pareil cas, augmentent considérablement l'agilité des vaisseaux, dont l'agitation excessive convertit en peu de tems tous les sucs gras en humeur bilieuse, & travaille cette humeur si excessivement, qu'elle la rend bientôt très-irritante & très-rarefcible. Le jeu des vaisseaux se trouve encore excité par cette humeur ; leur action portée alors au plus haut degré, agite si prodigieusement les humeurs, qu'elle les raréfie au point de pouvoir rompre ces mêmes vaisseaux & de causer des extravasations mortelles. Je ne puis en rapporter un exemple plus frappant, que celui d'un jeune Seigneur vif & vigoureux, attaqué d'une pleuresie, laquelle obligea d'avoir recours aux saignées, mais ces saignées furént suivies d'une fiévre si terrible, que les vaisseaux se rompi-

rent en differens endroits , & l'on trouva , au rapport de *Mr. Morand* qui me
fit le recit de ce fait , la tête & la poitrine remplies de fang extravafé. On
ne peut pas cependant fe difpenfer en
pareil cas, d'avoir recours à la faignée,
mais il ne faut pas lui donner le tems
de réveiller feulement la force, & l'a-
ctivité des vaiffeaux, on doit au-plutôt
paffer outre, & aller jufqu'à les affoiblir. Il faut en ufer avec la même prudence que fit fur lui-même, *Monfieur de
La peyronie premier Chirurgien du Roi en
furvivance*, qui dans une difpofition
inflammatoire du foie, fe fit tirer plus de
25 palettes de fang en fix heures. De
cette maniere il arrêta promptement le
progrès de la maladie , & évita les in-
convéniens des faignées trop écartées,
dans un cas, où la maladie peut profiter de l'aifance que la faignée procure , pour augmenter l'action des vaiffeaux.

Il y a même une raifon qui fait qu'on
n'a point à craindre de mauvaifes fuites
des faignées exceffives, qu'on eft quelquefois obligé de faire à des fujets vifs
& vigoureux. Le jeu de leurs vaiffeaux
fe remet fi promptement dans fon premier état, que la crudité , que ces fai-

gnées occafionnent dans les humeurs, eft bientôt diffipée, bientôt le fang eft refourni, & la foibleffe s'évanouit en même tems. Il ne faut pas au refte tant de faignées aux bilieux, qu'aux fanguins, pour affoiblir & moderer la violence du jeu de leurs vaiffeaux, par-cequ'en eux, la maffe du fang n'eft pas fi garnie de partie rouge ; mais il faut furtout que ces faignées fe faffent promptement ; car le fang fe repare ici en fi peu de tems, que l'effet de plufieurs faignées ne peut pas affez fe réü-nir, quand elles font trop éloignées les unes des autres.

a?. 207. [5.]

291.
Les faignées de précaution font utiles aux bilieux.

Les faignées de précaution font avantageufes aux bilieux, pour entretenir la foupleffe des folides, & reculer par-là cette vieilleffe prématurée, que leur attire la grande activité de leurs vaiffeaux, qui, par la chaleur qu'elle fufcite, deffeiche trop promptement ces folides : elles fervent encore à prévenir les accidens, auxquels ils font expofés de la part d'une bile trop active & mordicante, qui eft furtout très-pernicieufe à ceux de ce temperament qui ont de la difpofition à la *phtifie*, c'eft-à-dire à ceux qui font de complexion phlegmatique-bilieufe, & qui font

[2.]
Elle prévient la pthifie caufée par l'acrimonie

dans le fort de la jeunesse ; car ce sont *de la bili*
là les cas où il se trouve en même tems
plus de délicatesse dans les vaisseaux,
& plus d'acrimonie bilieuse dans les
humeurs. Or on ne peut pas réfréner celle-ci plus sûrement que par la saignée ;
c'estpourquoi *Mr. Boërrhave* recom-
mande de saigner deux fois l'année par
précaution, ceux qui sont dans cette
disposition ; il nous assure même qu'il
a préservé de Phtisie par ce moien, un
sujet qui en étoit très menacé, & dont
toute la famille en étoit perie. Mais on
doit remarquer que la saignée doit être
un préservatif plus assuré contre cette
maladie, quand on y est exposé par
une acrimonie bilieuse, que quand c'est
par cette acrimonie sanguine-mélanco-
lique, dont on va parler dans le chapitre suivant.

CHAPITRE IIII.

DE L'INTEMPERIE MELANCOLIQUE.

n°. 208.

292.
Grossiereté, salure, congestions des humeurs.

NOus avons remarqué que dans le temperament mélancolique, la partie butireuse se sépare difficilement de la partie caseuse; que la sanguification & la circulation s'y font avec peine; que la viscosité & la grossiereté sont les caracteres dominans, des humeurs de ceux de ce temperament. Quand ces dispositions sont extrêmes, la circulation doit être fort lente, & une acrimonie saline doit être le produit de ces dispositions. Pour se faire une idée juste de cette acrimonie saline, il faut se rappeller les deux genres de sels naturels, qui se trouvent dans nos humeurs; sçavoir un sel huileux & un sel essentiel. Le premier, comme nous l'avons remarqué, vient de la partie grasse ou butireuse du chile, & le second de la partie caseuse. Nous avons de plus remarqué que l'acrimonie qui dépend du sel volatil-huileux [qui est chez nous l'acrimonie bilieuse,] est infiniment plus

n°. 127.

n°. 148. [2.]
n°. 148.9[3.]
173. [2.]
175.

active

active , plus fébrifique , plus inflam-
mante que celle qui dépend du fel effentiel , qui eft toujours beaucoup plus
lente, bien moins ardente , & bien
moins turbulente.

Le jeu des arteres eft trop borné &
trop languiffant dans l'intemperie mélancolique , pour bien démêler les deux
fubftances où réfident ces deux genres
de fels. La partie butireufe refte chargée de fubftance cafeufe , & la partie
cafeufe , de fubftance butireufe. Il eft
néceffaire , comme nous l'avons remarqué , que cette portion de la fubftance
cafeufe dont fe forment les récrémens
lubricans , fe dépoüille au moien de l'a-
ction des vaiffeaux , de toute fa partie
faline , fans quoi ces récrémens feront
fufceptibles d'acrimonie & de dépravation : loin de parer alors les parties
contre l'âcreté des autres humeurs , ils
feront eux - mêmes capables , par leur
propre acrimonie , de les bleffer & d'y
caufer du dérangement. L'infuffifance
du jeu des vaiffeaux dans l'intemperie
mélancolique , les expofe à cet inconvenient, furtout par rapport à ceux
qui fervent à enduire les tuiaux fecrétoires & excrétoires de la peau ; ce qui
y caufe & entretient ces diverfes fortes

de maladies *psoriques*, qu'on a de tout
tems attribué à une humeur mélancolique vicieufe ; telles font la *galle*, la
teigne, la *lépre*, les *dartres farineufes*
& autres affections cutanées de ce genre, dont la varieté vient de la part que la
bile a plus ou moins à cette acrimonie
des fucs mélancoliques, qui obftruënt
ou encraffent les pores de la peau.

[3.]
*Virus fcorbu-
tique ou acri-
monie fan-
guine.*

    La partie butireufe qui refte em-
preinte de la fubftance cafeufe, produit
un fang groffier & chargé de fel effentiel, qui faute d'être fuffifamment travaillé & agité par l'action des vaiffeaux,
s'arrête & croupit en divers endroits
où ces fels fe développent en partie, &
caufent tous les accidens qui fe remarquent dans les diverfes affections fcorbutiques.

[4.]
*Virus chan-
creux.*

    La groffiereté des humeurs, furtout
des récrémens qui enduifent les glandes, les expofent à s'y embarraffer, & à
y acquerir peu-à peu par leur fejour, une
acrimonie, qui fe déclare enfin par des
fupurations, contre lefquelles nous n'a-
vons point encore de remedes capables
de les détruire.

[5.]
*Virus fcro-
phuleux.*

    Si ce font des matieres fort cruës &
chileufes qui s'embarraffent, & principalement dans un fujet de complexion

mélancolique-pituiteufe, où le jeu des vaifleaux eft non-feulement fort tardif, mais encore où il eft mou & débile, ces matieres n'acquiereront pas une acrimonie fi feroce que dans le cas précedent, à caufe de cette crudité qui y dominera toujours, qui empêche la dépravation de ces matieres d'être fi pernicieufe, quoiqu'elle ne foit pas moins rebelle ; parceque tout contribuë dans le fujet, furtout dans la partie affectée, à entretenir l'imperfection de ces fucs. C'eft ce que l'on remarque principalement dans les enfans, où l'aliment laiteux, le temperament & la débilité, peuvent plutôt, que dans les adultes, contribuer à cette congeftion *fcrophuleufe.*

Le croupiffement difpofe toutes les matieres arrêtées à devenir peu-à-peu virulentes ; mais c'eft furtout l'air, lorfqu'elles viennent à fe faire jour, qui les pervertit totalement, & qui leur donne quelque chofe de contagieux, qui fait qu'on ne peut jamais venir à bout d'en tarir la fource, lorfqu'elles viennent à fuppurer, & qu'au contraire elles fe multiplient de plus en plus. C'eft pourquoi on doit éviter, autant qu'on le peut, d'ouvrir ou de faire fuppurer

E ij

les tumeurs de mauvais caractere. Il nous reste encore à faire observer, que toutes ces acrimonies tiennent plus du sel essentiel que du sel volatil-huileux ; parceque quelque rongeantes & quelque pernicieuses qu'elles soient, elles se distinguent assez de l'acrimonie bilieuse, qui porte aussitôt le feu partout où elle s'adresse. Mais en récompense ces acrimonies salines & virulentes sont beaucoup plus difficiles à déraciner, & à enlever, parcequ'elles resident dans des matieres fixes & tenaces, qui s'attachent fortement dans les endroits où elles s'embarrassent.

294.
Remedes.

' On comprend assez que la saignée doit être d'un foible secours, contre cette disposition extrême qu'ont ici les humeurs à s'embarasser & à rester chargées de sels, parceque cette disposition vient des vaisseaux qui sont naturellement trop serrés, & dont le jeu est trop tardif & trop borné : les humeurs restent liées & tenaces, faute d'être suffisamment maniées & battuës par ces vaisseaux. Or que peut en effet la saignée, contre cette paresse & contre cette constitution particuliere des vaisseaux ? Elle ne peut tout au plus, que procurer quelquefois un peu plus d'ai-

fance dans leur jeu, lorfque ce jeu fe
trouve gêné par un fang trop groffier
qui engage trop leurs parois ; ou bien
lorfque l'intemperie mélancolique tient
un peu auffi du temperament fanguin
ou du temperament bilieux. Alors on
emploie plus hardiment ce remede ,
parceque le reffort des vaiffeaux eft un
peu plus vigoureux & plus fufceptible
d'activité. Comme la faignée n'eft pas
ici un remede auffi fouverain, que dans
les intemperies précedentes , on doit
avoir recours à des remedes capables
de rendre les humeurs plus maniables
& plus diffolubles, ou plus faciles à fe
divifer & à fe démêler ; afin que le jeu
des vaiffeaux qui eft ici en défaut, fe
trouve néanmoins par ce moien , fuffi-
fant pour les travailler , & pour les faire circuler autant qu'il convient , du-
moins pour fe garantir de ces congeftions dont on vient de parler , qui
ont des fuites fi facheufes. Mais il faut
que ces remedes n'aient rien de vif, rien
d'irritant ; ils ne ferviroient alors qu'à
froncer les vaiffeaux & à les refferrer
encore davantage , à rendre leur jeu
plus borné ; car ce jeu, quoique ac-
celeré par ces irritans , ne parvien-
droit qu'à rendre les humeurs encore

E iij

plus liées, plus denses, & plus tenaces, ou plus poixeuses ; il faut au-
contraire de remedes qui s'insinuënt,
qui pénétrent, qui détrempent, & qui
agissent paisiblement : tels sont ceux
que les Anciens ont nommé *Hepatiques*,
Spleniques, & en général *Splanchni-*
ques, parcequ'ils s'opposent à *l'infarc-*
tion des visceres, surtout du foïe & de
la rate, qui sont plus sujets que les autres, à des embarras, à cause du sang
grossier & extraordinairement lent,
que la veine-porte y conduit. La vertu
dissolvante & désopilatoire de ces remedes, consiste principalement dans un
sel essentiel savoneux, tel qu'il se rencontre dans les ameres qui n'ont point
ou presque point d'odeur, comme la
fumeterre, la *grande & petite centau-*
rée, la *gentiane*, la *grande chelidoine*,
la *chicorée*, le *pissenlit*, la *patience sau-*
vage, la *racine d'oseille*, *d'aunée*, l'*ai-*
gremoine, le *chardon benit*, la *scorsonai-*
re, les *eupatoires*, le *genêt*, la *vervei-*
ne, le *chiendent*, le *frêne*, le *tamaris*,
&c. Les sels essentiels qui se peuvent tirer du suc des plantes par une simple
cristalisation, sont de ce genre, & ils
sont préférables ici, à tous les sels neutres qu'on prépare par la chimie, par-

ceque ceux-ci font trop nuds ou trop
dépoüillés de parties huileufes ; ils portent un peu trop vivement fur les folides, ce qui fait qu'ils ont toujours
quelque chofe de fronceant ; du-moins
par rapport aux mélancoliques bilieux,
qui ont le genre nerveux fort fufceptible d'impreffion, & chez qui les humeurs font quelquefois fort tenaces.
Les fels favoneux font plus diffolvans :
c'eft pourquoi on doit préferer les fels
naturels de ce genre, & les plantes où
ils dominent ; mais afin que ces plantes aient quelque effet, il faut, foit
qu'on les emploie en grande dofe dans
les boüillons, dans les tifannes, dans
les apozêmes, ou dans les infufions,
ou bien qu'on en prenne les fucs, il
faut, dis-je, que ces plantes s'y trouvent toujours en grandes dofes, &
que leur ufage foit continué pendant un
tems confidérable, parcequ'il s'agit
prefque toujours d'une difpofition difficile à vaincre. On rendra leurs préparations beaucoup plus efficaces, fi
on y mêle quelque fel effentiel naturel, ou à leur place des fels neutres
factices, furtout ceux où entre l'efprit
de vitriol, ou le mars.

Quand il eft queftion de détremper

& de diſſoudre une humeur recuite &
tenace, où la bile a beaucoup de part,
& qui à cauſe de ſon acrimonie, demande qu'on la remuë doucement &
avec circonſpection, on emploie avec
ſuccès les plantes dont le ſel eſt accompagné d'huile mucilagineuſe, comme
dans le *polipode*, les *capillaires*, la *fou-
gere*, la *ſcolopendre*, l'*hepatique*, la *parietaire*, la *bourache*, la *bugloſe*, qu'on
emploie ordinairement avec le petit
lait ; à quoi on peut joindre quelques
ſels eſſentiels pour les rendre plus dige-
ſtifs. L'uſage du bain convient auſſi
très-fort dans ce même cas ; mais ſurtout la ſaignée facilite beaucoup l'a-
ction de tous ces remedes.

Lorſque l'intemperie pituiteuſe eſt
de la partie, on peut emploier des remedes plus actifs & plus inciſifs : comme ſont ceux qui ſont mêlés de ſels
eſſentiels ſavoneux, & de ſels volatils,
ainſi que les ameres odorans, tels que
l'*abſinthe*, le *chamædris*, la *tanaiſie*,
l'*aurone*, le *chamæpitis*, le *marrube*, le
lierre de terre, l'*ariſtoloche*, le *perſil*, la
ſerophulaire, la *fraxinelle*, le *cerfeuil*,
la *pimpinelle*, le *ſcrodium*, &c. Les gommes attenuantes comme la *gomme am-
moniac*, le *galbanum*, le *ſagapenum*,

&c. Parmi les animaux, les cloportes tiennent le premier rang. Parmi les métaux, les préparations de *mars*, de *mercure*, les eaux minerales, *l'ens-veneris*. La chimie fournit diverses sortes de savons, & differens sels neutres ou mixtes, comme le *tartre vitriolé*, le *tartre martial*, le *vitriol de mars*, le *sel polifcrefte*, le *sel de seignette* & semblables. Il y a aussi les sels neutres fossiles apperitifs, comme le sel d'*ebson*, le *borax*, le nitre.

Lorsqu'il s'agit d'une intemperie mélancolique-sanguine, où le sang tend à l'affection scorbutique, on a recours aux plantes qui contiennent des sels fort alcalescens; comme sont le *coclearia larum*, la *serpentaire*, le *cresson*, la *capucine*, le *refort sauvage*, la *patience des marais*, le *becabunga*, la *berle*, la *nummulaire*, le *trefle d'eau*, la *roquette*, l'*alliaire*, la *petite chelidoine*, le *sedum acre*, la *persicaire acre*, *&c.* Mais on doit être attentif dans l'usage de ces remedes, à les temperer avec les aceteux, lorsque le sang qui sejourne,& qui croupit, tend à se corrompre, ou bien lorsqu'une acrimonie bilieuse se trouve de la partie. C'est dans ce dernier cas, surtout, & quand la masse du sang est fort garnie de partie rouge, grossiere & embarassante, que l'on doit aussi dès le commencement recourir aux saignées, pour préparer à l'usage de ces remedes.

295.
Affection hipocohdriaque, histerique & hemorroïdale.

n°. 199. (2.)

Dans les cas où la circulation languit, son ralentissement doit encore bien plus avoir lieu dans la veine-porte qu'ailleurs ; parceque tout y est déja disposé, comme nous l'avons remarqué, pour rendre la circulation très-lente dans tout le trajet de cette veine ; ainsi la circulation doit dans ce cas y languir extrêmement ; le sang doit s'y accumuler, il doit y causer des extensions variqueuses, y croupir, & s'y dépraver. La bile qui est formée de l'humeur bilieuse que fournit cette veine, ne peut être que défectueuse. Cette circulation pénible, & cette dépravation affectent disgracieusement le genre nerveux, & causent ces anxietés, ces débilités, ces langueurs qui désolent dans l'affection *hipocondriaque* & *histerique* ; il se fait ordinairement par les veines *hemorroidales*, soit par celle qui communique à la matrice, soit par celle qui se termine à l'anus, une expulsion de la partie la plus nuisible de ce sang qui croupit : mais si ces excretions sanguines se font difficilement, ou qu'elles soient supprimées ou retardées, tous ces accidens devien-

nent quelquefois extrêmes. La défe-
ctuofité de la bile & des fucs deftinés
pour la digeftion, les rend incapables
d'y fatisfaire. Bientôt les crudités glu-
tineufes enduifent & farciffent les premieres voies, elles y fermentent, elles
y caufent des flatuofités, d'où naiffent
des *borborigmes*, des tenfions dans
les *hipocondres*, des dégouts, des naufées, des rots, des rapports, des ai-
greurs, & autres accidens fur lefquels
nous nous étendrons davantage, lorfque
nous parlerons des vices de la digeftion.

Le genre nerveux follicité ou impor-
tuné par le fang qui croupit, ou par
ces flatuofités, eft fort troublé, furtout
dans ceux où il eft fort fufceptible d'impreffion : alors des refferremens de vifceres, des contractions particulieres de
vaiffeaux, des étranglemens d'inteftins,
d'eftomac, de l'œfophage, des crifpations
de membranes, des remuëmens dans les
entrailles, des dérangemens dans l'ima-
gination, font les effets ordinaires de
cette *ataxie* ; effets qui ont leurs fuites
& leurs dépendances : le fang eft pouffé
inégalement & irrégulierement çà & là,
les matieres flatueufes emprifonnées,
caufent des diftenfions, des coliques,
ou des douleurs déchirantes. La com-

munication que les viſceres de l'abdomen ont par le moien des nerfs avec les
parties de la poitrine, de la gorge &
de la tête, fait que ces viſceres ne peuvent gueres être agitées & tiraillées,
que ces parties n'en ſouffrent plus ou
moins, & qu'il ne ſurvienne des op-
preſſions, des palpitations, des *ſincopes*,
des anxietés effraiantes, des *ſtrangula-*
tions, des vapeurs, ou des chaleurs
avec des rougeurs paſſageres au viſage,
des tintemens d'oreilles, des ébloüiſſe-
mens, des vertiges, des douleurs de
tête, du trouble dans l'eſprit.

n°. 294.

Comme tous ces accidens dépendent
ordinairement de la ſuppreſſion ou du retardement des menſtruës, ou d'un flux
hemorroïdal, on tache de ſuppléer à ces
évacuations, par les ſaignées qu'on ſecon-
de des remedes dont nous avons parlé, &
particulierement de ceux qu'on appelle
Emmanogogues; mais on ne reçoit pas ici
des ſaignées, tout l'effet qu'il ſemble qu'-
ôn devroit en attendre, quoique celles-
ci enlevent incomparablement plus de
ſang, qu'il n'en ſort ordinairement dans
ces évacuations ſpontanées. Cet inconvenient dépend de ce qu'on ne peut ſai-

n°. 199. [2.]
70.

gner qu'à des veines qui, comme nous
l'avons remarqué, appartiennent au

grand courant de la circulation , qui n'a presqu'aucun rapport avec le cours du sang dans la veine porte , où réside ce sang vicieux qui cause tous ces accidens; cependant il n'y a point de maladies où l'on ait plus recours à la saignée , que dans le fort des accidens de l'affection histerique ; puisque l'on a des exemples de personnes saignées deux ou trois cens fois par an , & plus même, & cela continué pendant plusieurs années consecutives. La verité est que d'ordinaire on se contente , pour ainsi dire , d'ouvrir la veine pour laisser aller un peu de sang, afin que le changement momentané que la saignée produit sur le genre nerveux , lorsqu'elle se fait, calme un peu le desordre où il est. Il y en a qui , pour obtenir plus surement ce changement, ouvrent la veine du bras & du pied tout ensemble , afin que l'impression de la saignée sur le genre nerveux, ait plus d'effet. On peut mieux encore parvenir au même but , en accompagnant la saignée de remedes capables de produire le même effet , comme sont les *antispasmodiques* fœtides , dont on augmente l'efficacité en y ajoutant une legere dose de *narcotiques* ; c'estpourquoi les potions faites avec les eaux *d'armoise*, *d'aroche puante*, de *sabine*, de *rue*, de *marrube*, ou autres de ce genre ; *l'elexir de proprieté*, *l'huile de succin*, &c. avec les gouttes anodines, ou avec le sirop *narcotique* de *Karabé*, ou quelqu'autres, réüssissent fort bien ; les lavemens faits avec la *camomille*, la *maroute*, *l'arroche puante*, la *rue*, & semblables avec lesquelles on fait boüillir une demie tête de pavot, sont encore d'un grand secours.

296.
Disposition attrabillaire. Le ralentissement de la circulation dans la veine porte, doit faire obstacle au cours du sang dans toutes les arteres qui vont se décharger dans cette veine, ce qui produit souvent une discordance entre ces deux genres de vaisseaux, surtout si une vie sédentaire & une continuelle application d'esprit, contribuent à ce ralentissement dans un sujet d'une complexion qui tienne du temperament bilieux ; parceque la force & l'activité des vaisseaux arteriels, se maintient malgré ce ralentissement. Le sang qui est reçu alors dans les arteres de l'abdomen, y est retardé ; celui de la veine porte, dont le cours est trop lent, se trouve trop de tems exposé vis-à-vis l'action de ces arteres ; delà naît & s'entretient une sorte de fiévre particuliere

dans cette region , qui par la chaleur extraordinaire qu'elle y entretient, donne aux fucs bilieux , déja ici par eux-mêmes fort imparfaits , & aux fucs alimenteux mal digerés , un caractere tenace & poixeux. De l'affemblage de ces matieres recuites & torrefiées, fe forment ces matieres atrabillaires , ou cet humeur bilieufe , adufte , fufceptible de fervefcence, que l'on rejette quelquefois par les felles & quelquefois par les vomiffemens. *Mr. Boerhaave* qui de nos jours a été le plus attentif à examiner ces matieres , nous rapporte pour exemple, un homme qui marchant avec beaucoup de vîteffe, mit en mouvement une femblable humeur , qui l'obligea de fe retirer fous un arbre , où il jetta par le vomiffement & par les felles, beaucoup de matieres poixeufes , noires & ameres , & qu'à cet endroit là même , il trouva auffi le remede à fon mal ; ce fut une pomme fure qu'il mangea , dont il fe trouva fort foulagé.

On remarque differentes fortes de ces matieres : il y en a de putrides , de bilieufes & d'acides : cette derniere efpece eft ordinairement fermenteufe , & d'une acrimonie fi dévorante , qu'elle mord fur les métaux , comme l'eau

forte ou l'esprit de vitriol. Elle se forme de la substance des sucs aceteux que
fournissent les alimens, & qui sont portés au comble de l'acidité par cette ardeur d'entrailles, à laquelle elle est
continuellement exposée dans un endroit où l'air d'ailleurs a un libre accès,
& où par-conséquent, la fermentation
aceteuse est promptement & fortement
excitée par cette chaleur excessive, ce
qui a fait dire aux Anciens que *eò aci-
dior fit quò aduftior.*

Mais si des sucs bilieux & graisseux,
dominent dans ces matieres recuites,
on aura une humeur attrabillaire - bilieuse, & fort susceptible d'une putréfaction très-pernicieuse, qui se distingue
toujours par son caractere poixeux ou
tenace, des matieres simplement bilieuses.

La tenacité jointe à l'acrimonie extrême de ces matieres aduftes & attra-
billaires, fait qu'elles sont très-diffici-
les, & en même tems très-dangereuses
nº. 294. [2.] à remüer. La saignée est très-utile pour
temperer cette ardeur d'entrailles, &
pour préparer à l'usage des autres remedes, avec lesquels on doit rendre in-
sensiblement ces matieres plus fluides &
plus en état d'être évacuées : nous avons

parlé de ces remedes ci-devant.

Quoique la saignée ne puisse point changer cette disposition naturelle des vaisseaux, en quoi consiste le temperament mélancolique, deux choses cependant déterminent dans ce temperament, à avoir recours de tems en tems à la saignée. 1°. Les vaisseaux tant sanguins qu'exsanguins fort serrés, qui obligent la partie la plus fluide des humeurs, d'enfiler les voies de décharge; d'où il arrive qu'ordinairement les humeurs ne sont point assez détrempées, que la partie rouge n'y est point au large, qu'elle rend la masse du sang trop épaisse & trop peu coulante. 2°. La densité & l'épaisseur des membranes des vaisseaux, qui en rend le mouvement peu libre & peu aisé. Ces deux dispositions exigent pendant le cours de l'année, quelques saignées de précaution pour éviter ces inconveniens: car si un sang trop épais vient à gêner le jeu des vaisseaux déja peu libre, toutes les operations de la machine languissent bientôt à l'excès: la saignée en redonnant un peu de fluidité à la masse du sang, prévient de telles extrémités; elle a d'autant plus cet effet, que dans le temperament mélancolique, la partie rouge

Utilité des saignées de precaution dans le temperament mélancolique.

qu'elle enleve ne se répare pas promptement ; mais par la même raison les mélancoliques supportent difficilement d'abondantes saignées , car lorsque les saignées viennent à prendre sur le nécessaire , elles augmentent l'insuffisance & la paresse des vaisseaux ; le sang , dont ils ont besoin d'être refournis , est très - longtems à se reparer.

298.
Usage de la saignée dans les vieillards.

On doit à peu près penser de même à l'égard des vieillards , parceque la vieillesse met dans les vaisseaux , des dispositions à-peu-près semblables à celles qui se trouvent dans le temperament mélancolique , & elles produisent véritablement à-peu-près les mêmes effets que dans ce temperament , tant par rapport aux opérations du corps, que de l'esprit. Depuis peu un Medecin fort partisan de la saignée , a crû trouver dans les vieillards , de fortes indications pour ce remede ; la rigidité ou la secheresse de leurs vaisseaux , l'acrimonie de leurs liquides , rencontrent selon lui dans la saignée , un émollient &, un adoucissant capable de corriger ces défauts ; mais ces mêmes défauts, se trouvent malheureusement , accompagnés de circonstances qui empêchent qu'on obtienne ici de la saignée,tous les avantages dont il fe flatte ; car les faignées, furtout fi elles font un peu pouffées, ne peuvent gueres convenir avec un dé-periffement de force & d'activité qui arrive, par la vieilleffe, au jeu des vaif-feaux, & elles ne peuvent remedier au defaut de la tranfpiration & autres fécretions, qui eft la caufe de cette acri-monie qui domine dans les humeurs des vieillards. Il n'eft donc gueres vrai-femblable, que la faignée puiffe être un remede contre cet état, du-moins lorf-qu'on y eft parvenu. Il eft néanmoins très-vifible, que les faignées de précau-tion peuvent rendre un très-bon fer-vice aux vieillards, notamment à ceux qui ont toujours été fort fournis de fang ; parceque leurs vaiffeaux qui n'ont prefque plus de défenfe, fe laif-fent facilement engorger par un fang trop épais, notamment ceux qui par-courent des parties molles, comme le cerveau. Delà vient qu'on eft plus fujet à l'apoplexie dans un âge avancé, que dans le fort de la jeuneffe, & que la faignée eft regardée comme le meilleur préfervatif qu'on puiffe emploier pour prévenir cette terrible maladie.

CHAPITRE V.

DE L'INTEMPERIE PITUITEUSE.

L'Intemperie pituiteuse confifte moins en ce que les humeurs ont un véhicule trop abondant, qu'en ce que les fucs chileux reftent empreints d'une trop grande quantité d'eau, ce qui les rend extrémement glutineux quoique fort détrempés. Les vaiffeaux de ceux de cette complexion font fi mous, & ils agiffent fi foiblement, que non-feulement ils peuvent encore moins que dans le temperament mélancolique, démêler la partie cafeufe de la partie butireufe: mais ils ne peuvent pas même féparer de ces fubftances, la partie aqueufe qui a fervi à diffoudre & à délaier les fucs chileux. On fçait combien il faut agiter & battre rudement le lait, ou plutôt la crême qu'on en tire, pour féparer le beurre d'avec la partie cafeufe, & d'avec la partie fereufe qui fe trouvent dans cette crême: on fçait encore que plus il fait froid, plus on a de peine à y réüffir. Les vaiffeaux qui dans l'intemperie pituiteufe, ne peuvent battre que foiblement & mollement les fucs chileux, & qui ne peuvent

exciter que peu de chaleur, font infuf-
fifans pour démêler les differentes fubftances des fucs chileux, & pour per-
fectionner les differentes humeurs qui
compofent la maffe de nos liquides.
Ces fucs reftent mêlés enfemble & noiés
dans la partie aqueufe furabondante
qui les pénétre, & qui y refte incorpo-
rée ; de maniere que ces fucs, loin de fe
partager en differentes humeurs, ne
forment, pour ainfi dire, qu'une feule
humeur mal élaborée, glutineufe, froide & dominament aqueufe, propre
à amollir encore davantage les vaiffeaux
fanguins, & à relâcher & dilater de
plus en plus les vaiffeaux exfanguins, &
le tiffu véficulaire des parties graiffeufes. C'eft ce relâchement qui rend le
corps comme bouffi : fouvent même
ce tiffu fe laiffe engorger par cette humeur cruë, lente & aqueufe ; ce qui
produit des *œdemes*, des *hidropifies* par
infiltration, des *afthmes* humides &c.

    L'inutilité de la faignée dans le cas
préfent, fe montre affez d'elle-même ;
car qui ne voit pas en effet, que dans
cette difpofition, où le fang ne fe fait que
très-difficilement & en petite quantité,
où il eft d'ailleurs toujours inondé
par les fucs chileux qui reftent extraor-

300.
Remedes.

dinairement longtems cruds & aqueux,
& où la maſſe des humeurs eſt toujours
détrempée à l'excès ; de plus des vaiſſeaux trop ſouples & trop débiles dans
leur mouvement, qui ne voit pas, dis-
je, qu'il ne convient pas d'augmenter
par la ſaignée, des diſpoſitions qui cauſent ici tout le mal. Il faut au-contraire
exciter le jeu des vaiſſeaux par des ſtimulans, afin qu'ils redoublent leur
action, qu'ils deviennent plus expedi-
tifs, qu'ils triomphent de cette crudité,
qu'ils ſéparent & expulſent cet excès de
ſeroſité qui noïe les humeurs. C'eſt dans
cette vuë qu'on doit ordonner les *ſels
alcalis fixes & volatils, les huiles eſſen-
tielles*, les liqueurs ſpiritueuſes, les
plantes aromatiques, les plus fort diu-
rétiques, les hidragogues & ſemblables.

301.
La ſeroſité
excremen-
teuſe, ne doit
pas être con-
fonduë avec
l'humeur pi-
tuiteuſe.

On confond ordinairement avec l'intemperie pituiteuſe, cette ſeroſité excrémenteuſe qui eſt quelquefois retenuë dans les vaiſſeaux, ou qui eſt dé-
routée, de façon qu'elle enfile d'autres
iſſuës que celles qui lui ſont deſtinées,
& on lui donne effectivement le nom
de pituite, lorſque, comme une eau
claire, elle s'échappe par des glandes
qui ont leur décharge dans la bouche : mais cette pituite eſt fort differen-

te , tant par ſes caracteres que par ſa cauſe, de cette humeur pituiteuſe, à la-quelle on a attribué de tout tems l'in-temperie pituiteuſe : celle-ci eſt cruë , lente , froide , & inſipide ; elle dépend de la moleſſe & de la débilité du jeu des vaiſſeaux : l'autre eſt limpide tout-à-fait fluide & ordinairement ſalée ; elle vient ſeulement de quelque dérangement dans les couloirs , ſans qu'il y ait pour cela d'inſuffiſance de la part des vaiſ-ſeaux . C'eſt pourquoi les remedes, dont on vient de parler , ne conviennent pas dans le cas préſent , où toute la cure dépend de rétablir par la voie des uri-nes ou de la tranſpiration , la ſortie de cette ſéroſité excrémenteuſe ; ce que l'on fait en ſorte d'obtenir par des *ape-ritifs* & des *diaphoretiques* doux , qui n'aient rien de vif ni de turbulent ; autrement ils ne feroient qu'augmenter l'acrimonie de cette ſéroſité , & l'éloi-gner de plus en plus de l'affinité qu'elle doit avoir avec les excrétoires qui doi-vent la recevoir.

Les enfans tiennent beaucoup du temperament pituiteux , ils ont les vaiſ-ſeaux fort ſouples & le ſang fort aqueux & fort detrempé ; c'eſt pourquoi l'âge de puerilité ne fournit pas par lui-mêine, d'indications pour la ſaignée. Ce n'eſt que par accident qu'elle peut convenir ici ; comme dans les chutes, les convulſions, les douleurs de dents accompagnées de ſimptômes facheux, dans les inflammations, dans les fiévres, &c. Alors on ne doit point trop épargner ce remede, parceque les vaiſſeaux des enfans, ont une ſi grande agilité, que les pertes que ces jeunes ſujets ont à ſupporter, ſe reparent aſſez promtement.

SECONDE SECTION.

*Les indications pour la Saignée, prises
de l'état des liquides, & de leurs
effets sur les solides.*

CHAPITRE PREMIER.
DES VICES DE LA DIGESTION.

LEs causes les plus ordinaires des dérangemens qui arrivent dans la digestion, sont : 1°. l'action de l'estomac trop languissante ou trop dominée par la quantité ou bien par la mauvaise qualité des alimens. 2°. Les dissolvans trop peu actifs, ou vicieux. 3°. L'intemperie chaude ou froide de l'estomac.

303.
Causes de l'indige-stion.

Ces causes donnent lieu à trois sortes d'indigestions en général : sçavoir à une indigestion fermenteuse, à une indigestion putride, & à une indigestion bilieuse : car il est impossible que la digestion se trouve empêchée ou retardée, qu'il n'arrive quelque mouvement spontané, soit de fermentation, soit de putréfaction, selon que les alimens sont plus ou moins susceptibles de l'une ou

304.
Trois sortes d'indige-stion, la fer-menteuse, la putride, & la bilieu-se.

F

de l'autre, puisqu'il est vrai que toujours ils sont sujets à se corrompre ou à fermenter.

Plus l'intemperie chaude de l'estomac sera considérable d'une part, c'est-à-dire plus la chaleur sera excessive dans la region de ce viscere, & d'une autre part, plus l'action de ce viscere sera languissante [car ces deux causes se rencontrent souvent ensemble] plus les mouvemens spontanés s'emparent promptement & puissamment des alimens, parceque la chaleur, le repos & l'accès de l'air, concourent beaucoup à ces mouvemens.

La fermentation, surtout la fermentation aceteuse, survient aisément à nos alimens dans un estomac où il y a beaucoup de chaleur ; car l'action même de l'estomac n'est pas suffisante pour s'y opposer, parceque la fermentation aceteuse est même, excitée par un remuement à la difference de la fermentation vineuse qui exige absolument un repos parfait ; aussi cette derniere n'a gueres lieu dans l'estomac, si ce n'est fort imparfaitement, & à l'égard seulement de certains sucs extrémement susceptibles de cette sorte de fermentation, tel est le suc de raisins bien mûrs. Il arrive quelquefois en effet qu'après avoir

mangé beaucoup de ce fruit, on s'apperçoit, par une fumée ardente qui monte
dans le gosier, d'une dépravation qui
tient beaucoup de la fermentation vi-
neufe ; mais ce cas eft fort rare dans la
digeftion , & nous ne nous y arrêterons
pas ; nous remarquerons cependant que
les fruits qui font fort fufceptibles de
cette fermentation, nous expofent par
cet efprit furieux qu'ils fourniffent, lorfqu'ils, viennent à fermenter, à des diarrhées , à des diffenteries , à des fievres
violentes; maladies affez ordinaires pour
cette raifon, fur la fin de l'été, furtout
dans les années abondantes en fruits.

Les alimens les plus capables de fermentation aceteufe, font les fubftances
farineufes, les fubftances pulpeufes, ou
la chair des fruits, les boiffons vineufes, les fucs des plantes acefcentes, le
lait, & les fucs gelatineux. On doit remarquer pourtant qu'à la referve du
lait & des liqueurs vineufes, tous ces
alimens bien détrempés, font rarement malfaifans ; ce font même ceux
que l'on préfere dans les fiévres les
plus fortes, où la chaleur de l'eftomac
eft fort confidérable : mais auffi fe gar-
de-t'on bien alors de les donner en
fubftance, de crainte qu'ils ne reftent

306.
La fermen-
tation vi-
neufe n'a
gueres lieu
chez nous.

n°. 120. [2.]

307.
Alimens les
plus fufcep-
tibles de fer-
mentation
aceteufe.

[2.]
Les alimens
acefcens font
preferables
aux autres
dans la fié-
vre, mais il
faut les don-
ner en forme
liquide.

trop longtems dans l'eftomac, expofés
à une chaleur, qui ne manqueroit pas
de les faire paffer par une fermentation
qui en dérangeroit entierement la digeftion, & qui les rendroit fort nuifibles; au-lieu qu'en forme liquide, ils
paffent promptement dans le fang où
ils font alors à l'abri de tout mouvement
fpontané. Mais on ne réüffit pas fi facilement à l'égard du lait & du vin: car
ils fermentent fi promptement dans l'e-
ftomac quand la chaleur y eft confidérable, qu'avant qu'ils foient paffés, ils
font pervertis. Le lait differe des autres
alimens acefcens, en ce que fa partie
butireufe & fa partie cafeufe, le rendent
tantôt fufceptible d'acidité, & tantôt
d'amertume. S'il féjourne dans un eftomac fimplement pareffeux, & où il fe
rencontre quelques matieres acides, il
s'aigrit immanquablement; mais il devient amer & bilieux, s'il féjourne dans
un eftomac fort chaud, où il fe trouve
des matieres bilieufes ou une bile capable d'en dompter l'acidité: car c'eft principalement de l'état de la bile que dépend dans les premieres voies, le fort
du lait & des fucs qui lui font femblables. C'eft ce qu'on peut remarquer
clairement dans les veaux, où les fucs

chileux dans leur eſtomac , & avant
qu'ils ſoient arrivés dans l'inteſtin *duo-
denum* où ſe décharge la bile , ſont ai-
gres & coagulés , au‑lieu qu'auſſitôt
qu'ils ſont mêlés avec la bile , ces qualités diſparoiſſent. On comprend par‑là
aiſément pourquoi , à un même degré
de chaleur d'eſtomac , il ſe produit chez
les uns des crudités bilieuſes , & chez
les autres des crudités extraodinaire‑
ment acides : car ce dernier cas doit arriver en ceux qui ont un eſtomac paref-
ſeux avec des ardeurs d'entrailles , &
qui ſont d'un temperament mélancolique , où les vaiſſeaux ne forment pas
une humeur bilieuſe aſſez active , la
bile qui s'en produit , eſt inſuffiſante
pour dompter l'acidité cauſée par la
fermentation qu'excite fortement la
chaleur exceſſive de l'eſtomac , les crudités reſteront donc acides , & plus ou
moins attrabilaires ou racornies & poixeuſes , ſelon qu'elles ſont expoſées
dans les premieres voies à une chaleur
plus ou moins grande.

Tel qui eſt fort ſujet à des fermenta-
tions aceteuſes qui troublent ſes dige-
ſtions , & qui dépravent ſes alimens ,
peut beaucoup les prévenir par un regime convenable, qui conſiſte , 1°. à ne

308.
Remede con-
tre l'indige-
ſtion fer-
menteuſe.

jamais surcharger l'estomac, afin que son action ne soit ni empêchée ni retardée, & que la digestion se fasse promptement ; ainsi les alimens sejournant moins dans l'estomac, ils seront moins exposées à cette fermentation. 2°. A éviter autant qu'il est possible les alimens qui tournent facilement à l'aigre,& particulierement le vin, entr'autres celui qui est fort chargé de sels essentiels. 3°. En assaisonnant leurs mets de choses alcalescentes, & en usant de stomachiques amers & actifs, comme l'*absinthe*, la *theriaque*, le *beaume du Perou*, la *gentiane*, &c. notamment si l'estomac est froid & peu exposé aux ardeurs d'entrailles: car autrement il faudroit mieux avoir recours aux *absorbans* terreux & insipides, comme la *craie*, les *yeux d'é-crévisses*, les *coraux*, l'*antimoine dia-phoretique*, les *coquillages* & semblables ; non - seulement ces absorbans s'opposent à la fermentation, ils détruisent encore les levains aigris restans d'une digestion à l'autre. On peut encore enlever ces levains par la purgation ; mais parceque souvent ce sont des matieres attrabilaires fort tenaces, il faut user des purgatifs avec précaution, c'est ce que nous remarquerons , lorſque nous parlerons de ces crudités attrabilaires.

Quand l'action de l'eſtomac ne ré-
pond pas à la chaleur de ce viſcere &
des parties voiſines, dans un ſujet qui
d'ailleurs tient du temperament bilieux,
les alimens ſuſceptibles de corruption,
qui croupiſſent ici faute d'action ſuffi-
ſante de la part de l'eſtomac, ſe trouvent en trés-peu de tems expoſes à un
mouvement de putréfaction, parceque
la chaleur dominante du lieu où ils ſé-
journent, excite & accelere fort ce mouvement, & lui fait faire en peu de tems
un grand progrès. C'eſt à quoi s'expoſent ſurtout ceux qui avec ces diſpoſitions, ſe ſurchargent l'eſtomac de chair
d'animaux, de fruits putrilagineux ou
peu fournis de ſel eſſentiel, comme l'a-
bricot, la prune, le melon, &c. parceque
cette ſurcharge qui domine l'eſtomac,
en interdit ou en retarde l'action, &
ces alimens reſtent dans un entier crou-
piſſement, condition des plus favora-
bles pour la putréfaction. Celle - ci ſe
manifeſte en effet bien promptement,
quand toutes ces choſes ſe trouvent réü-
nies des rapports nidoreux fœtides,
ou qui ſentent l'œuf couvé : une anxieté avec une débilité d'eſtomac déſo-

n°. 45.

lante , une proſtration univerſelle des forces , l'infection qui gagne la maſſe du ſang , & qui jette l'eſprit & le corps dans la conſternation , n'expriment que trop diſgracieuſement le peril imminent où nous jette une indigeſtion putride.

Nous ſommes trop à portée de remarquer en paſſant , le danger qu'il y auroit de donner de la chair ou des alimens gras en ſubſtance, à une perſonne qui a beaucoup de fiévre , pour ne pas faire ſentir que la chaleur de la fiévre , & l'eſtomac débilité par la maladie , ſont deux circonſtances tout-à-fait contraires à la digeſtion , & qui diſpoſent entierement à la putréfaction. Comme ces diſpoſitions reſtent encore dans la convaleſcence, du-moins la débilité de l'eſtomac, on doit notamment dans les premiers tems , être fort circonſpect ſur le manger. Ceux qui ſortent d'une grande maladie, comptent ſe rétablir promptement en prenant beaucoup d'alimens: l'appetit qui commence à les importuner , favoriſe ce préjugé ; mais s'ils ſe laiſſent aller à leur penchant, ils retardent beaucoup leur entiere guériſon, ils s'expoſent à des rechutes ou des langueurs auſſi facheuſes que la maladie. J'en ai vu beaucoup dans ce cas, tomber pluſieursfois par jour dans des foibleſſes,

& dans des abattemens étonnans. On peut les tirer facilement de cet état langoureux, en les ran enint à un regime plus exact, même à de fimples boüillons, & par gradation à des geléés, à des œufs, à de petites foupes, &c.

Quand l'eftomac eft furchargé par un excès de manger, & qu'alors une indigeftion putride fe fait fentir par des naufées, par des angoiffes, & par une grande débilitation, il faut au-plutôt avoir recours à l'évacuation, furtout au vomiffement & aux lavémens, & enfuite s'en tenir à une grande diete, boire amplement des tifannes, ou quelques boiffons théiformes pour laver les premieres voies. On fe contente quelquefois de prendre des ratafias, ou d'autres liqueurs fpiritueufes qui peuvent reveiller l'action retardée de l'eftomac, & s'oppofer à la putréfaction des viandes; parcequ'en effet les huiles effentielles & les huiles alkoolifées racorniffent les fucs des viandes, & s'oppofent par-là à leur pourriture: ce racorniffement d'ailleurs ne s'oppofe pas à la digeftion dans un cas, où elle eft empêchée par une diffolution putride qui pervertit les alimens; car alors c'eft tout au plus, fi cette faculté de ra-

310.
Remedes contre l'indigeftion putride.

cornir peut aſſez s'oppoſer à cette diſſolution. Il faut bien ſe donner de garde, de compter cependant ſur ces remedes dans une indigeſtion putride bien
marquée ; l'évacuation eſt une voie
beaucoup plus ſure, & qui a bien
moins d'inconveniens.

Quand on eſt ſujet à cette eſpece
d'indigeſtion par les diſpoſitions que
nous avons dites, il faut être très-ſo-
bre, ſurtout à l'égard de la chair, du
poiſſon & des choſes graſſes : on doit
préferer les animaux qui ont la chair
blanche à ceux qui l'ont noire ; ceux
qui l'ont tendre & friable, à ceux qui
l'ont dure, mate ou viſqueuſe; ceux qui
ſont jeunes à ceux qui ſont vieux. Chacun doit de plus être attentif à ce que
l'expérience lui a appris par rapport aux
diſpoſitions particulieres de ſon eſtomac ; car il y en a qui digerent très-facilement certaines viandes, qui pour
tout autre ſeroient très-indigeſtes. On
peut auſſi aſſaiſonner les viandes (outre le ſel commun) avec des choſes aceteuſes, comme *l'ozeille*, le *verjus*, le
jus d'Orange, &c. ſuppoſé que cette
acidité ne ſoit point à craindre pour
quelques raiſons particulieres. Les con-
valeſcens, ſurtout ceux qui ſortent d'une

fiévre putride fort confidérable, font naturellement portés à relever le goût de leurs viandes, d'un peu de jus de citron, d'orange ou de verjus : l'inftinct les dirige fort bien dans cette rencontre, car ces aigrelets ne peuvent que leur être avantageux.

Les alimens gras & huileux, font fufceptibles d'une efpece de fermentation qui les difpofe à la putréfaction ; d'où naît une troifiéme efpece d'indigeftion qu'on peut appeller bilieufe ; fimplement parcequ'elle rend rance & enfuite amer l'aliment qu'elle pervertit. ce qui fait qu'on le confond avec la bile, lorfqu'on vient à le rendre par le vomiffement, ou lorfqu'il caufe des rapports. La rancité eft l'effet de la fermentation ; & l'amertume qui y fucede eft un acheminement à la putréfaction, comme on le remarque par le lait échauffé & devenu amer qui fe pourrit plutôt que de s'aigrir. Parmi tous les alimens, il n'y en a point qui foient fi fujets à cette dépravation, que les chofes graffes, notamment chez ceux qui ont des ardeurs d'entrailles, & un eftomac débile : car ces chofes ne peuvent tenir longtems contre une chaleur de digeftion au-deffus de 70 degrés, dans un endroit où l'air a accès.

311.

Indigeftion mixte ou bilieufe.

F vj

312.
Remede contre l'indigestion bilieuse.

Le meilleur moien de se préserver de l'indigestion bilieuse pour ceux qui y sont sujets, c'est d'éviter autant qu'il se peut, les sauces au beurre, les alimens gras huileux : l'eau est préferable au vin pour la boisson, parceque l'eau tient davantage contre l'ardeur de l'estomac, que les autres boissons, & elle empêche que les sucs gras n'en soient sitôt dépravés. L'usage des absorbans insipides m'a souvent très-bien réüssi dans cette sorte de disposition; mais il faut, dis-je, éviter le vin & les liqueurs spiritueuses, parceque ces boissons augmentent l'activité & la malignité de ces matieres bilieuses.

313.
Divers genres de cruditês.

Ces trois sortes d'indigestions sont suivies de divers genres de crudités : sçavoir de crudités pituiteuses-acides, de crudités pituiteuses - insipides ou muqueuses, de crudités putrides, de crudités bilieuses, & de crudités atrabilaires acides, ou bilieuses, ou putrides.

314.
Crudités pituiteuses acides.

Les crudités pituiteuses, visqueuses-acides, sont le produit d'un estomac froid & débile, d'un dissolvant peu actif, qui ne dissout que la partie la plus délaiable des alimens, qui n'agit qu'imparfaitement sur la partie visqueu-

se de ces mêmes alimens , qui ne peut
parvenir à la délaier suffisamment, pour
être reçûë par les vaisseaux du chile.
Cette partie visqueuse, s'amasse dans l'e-
stomac & dans les intestins sous la forme d'une matiere lente , limoneuse ,
flatueuse, & quelquefois pâteuse ; où
elle s'aigrit à force d'y séjourner : de
telles crudités sont ordinaires aux pituiteux.

Ces mêmes crudités se laissent facilement entraîner par les purgatifs un
peu forts, surtout si on y joint quelques sels digestifs & incisans , pour les
mettre plus en état de pénétrer & de
remuer ces matieres glutineuses. Il faut
après la purgation, avoir recours aux
stomachiques propres à rechauffer l'estomac, & à ranimer son dissolvant.

Nous avons remarqué ci-devant que
les sucs qui passent par la fermentation
ou par la putréfaction, dégénerent en
partie, en une matiere *muqueuse* & insi-
pide ; nos alimens sont si exposés dans
notre estomac, à ces mouvemens spontanés, surtout de fermentation, qu'on ne
doit point chercher ailleurs la cause de
ces pituites glaireuses & insipides, qui far-
cissent souvent les premieres voies , &
qui empêchent la fonction de l'estomac.

315.
Remedes.

316.
Crudités pi-
tuiteuses
muqueuses.

n°. 173.

317.
Remedes.

Lorsque ces matieres se trouvent dans un estomac où elles ne sont pas exposées à des ardeurs qui racornissent, qu'elles y restent molasses & pituiteuses, elles peuvent être évacuées sans beaucoup de précaution par des purgatifs un peu fondans : tels sont, par exemple, ceux où l'on ajoute le mercure doux, les sels digestifs, même les alcalis fixes ; ensuite on ranime le levain de l'estomac avec les stomachiques plus ou moins chauds, selon que l'estomac est plus ou moins froid & languissant.

318.
Crudités putrides.

La même dépravation qui rend les crudités qui restent dans les premieres voies, incapables de digestion, les rend pareillement incapables de retour à leur premier état. La voie de l'expulsion est donc la seule que la nature ou l'art aient à prendre à leur égard ; mais parmi tous les differens genres de crudités, il n'y en a point qui pressent tant de prendre ce parti, que les crudités putrides, parceque si elles alloient acquerir par leur séjour, ce suprême dégré de putréfaction, capable de contagion, une parcelle de cette crudité, comme on l'a déja remarqué, seroit suffisante pour infecter la masse des humeurs. Il est donc très-important de se saisir de ces

n°. 46. [6.]
121. [3.]

crudités putrides, dès qu'on s'en apperçoit. On doit pour cette raison être fort attentif dans le commencement des fiévres continuës, surtout de celles qui commencent par un flux de ventre, à examiner les déjections : car il est rare qu'en pareil cas, la putréfaction ne commence pas par infecter toutes les matieres qui se trouvent, ou qui passent par les premieres voies, & qu'elle ne cause une diarrhée putride, comme fit le demi grain d'œuf pourri que prit *M. Bellini*, & comme je l'ai observé dans plusieurs malades, entr'autres dans un jeune Seigneur attaqué d'une fiévre qui d'abord parut de peu de conséquence : un flux de ventre survint aussitôt à la fiévre ; les dejections étoient extrémement fœtides, & mêlées d'une humeur blanchâtre & muqueuse que l'on prit pour du lait, parceque ce malade en avoit usé quelques tems auparavant. On eut d'abord recours à la saignée & à la purgation ; je le vis sur la fin du septiéme jour de sa maladie, le jour même de sa purgation : l'évacuation avoit été considérable, & la fiévre étoit assez calme. Cette tranquillité qu'on croïoit être l'effet du remede qui avoit enlevé la cause de la maladie, donnoit beaucoup de consolation ; mais pour moi je ne pus y prendre part, quand je vis les matieres : elles avoient une puanteur tout à fait cadavreuse : cette espece de morve me fit connoître que la putréfaction y étoit à son comble. Comme on étoit déja au septiéme de la maladie, je ne doutai pas que l'infection n'eut gagné la masse du sang. Je fis entrevoir que le calme ne dureroit pas longtems, & qu'il étoit à craindre que les mouvemens convulsifs ne déclarassent bientôt la malignité de la maladie. Le redoublement qui suivit fut considérable, ce qui détermina le Medecin à répeter la saignée, & à donner l'émétique. Ce redoublement fut suivi d'un autre si terrible, qu'on administra les sacremens au malade. L'anxiété, les mouvemens convulsifs dans le pouls & dans les tendons, effraierent le Medecin, aussi-bien que les parens qui se déterminerent à appeller encore un Medecin. Ce dernier trouva qu'on avoit d'abord trop négligé la saignée à laquelle il eut recours sur le champ ; il passa ensuite aux *délaians*, aux *emulsions*, aux *apoſèmes-rafraîchisſans* & *laxatifs*, & à certains bols rouges faits avec le *sperme de baleine*, & le *Kermes* ; enfin au *quinquina.* Le pouls

reſta toujours convulſif ; les urines ne
dépoſerent point ; à peine le Medecin,
malgré la violence des redoublemens,
ſe détermina-t'il encore pour quelques
ſaignées. Le 21e. jour de la maladie le
corps ſe couvrit *d'exantêmes inflammatoires*, qui ſe convertirent auſſitôt en
de petites veſſies blanches, remplies
d'une ſeroſité *ichoreuſe-putride*. Le malade mourut le ſurlendemain ſans ago-
nie ; il lui ſortit par la bouche après la
mort, aſſez abondamment d'une eſpece
de ſanie gangreneuſe. Il ne me convient
pas de faire des remarques ſur la con-
duite qu'on a tenuë dans cette maladie, je la rapporte ſeulement comme
un exemple de deux ſortes de putréfactions, dont l'une commença la maladie, & l'autre la termina ; dont l'une
prit naiſſance dans les premieres voies,
& l'autre fut dans la maſſe du ſang, l'effet de l'infection de la premiere.

Les crudités bilieuſes ſont déja en
partie l'effet de la putréfaction, & elles
tendent d'elles-mêmes à ſe corrompre
entierement ; mais ordinairement elles
ne reſtent pas longtems dans les premieres voies, qu'elles n'y cauſent des
tranchées, des coliques, des *diarrhées*,
des *diſſenteries*, des *teneſmes*, des ar-

319.
Crudités bi-
lieuſes.

deurs d'entrailles, & quelquefois elles se glissent dans la masse du sang & mettent le feu de toutes parts, par la fiévre qu'elles y excitent. Il est important de prévenir ces accidens, par l'expulsion de ces matieres, surtout avant qu'elles causent de tels ravages ; car lorsqu'elles ont commencé à faire du desordre, il n'est quelquefois plus permis de débuter par la purgation, qui par son irritation pourroit augmenter le mal, au-lieu d'y remedier ; c'estpourquoi on doit saisir le moment favorable pour s'en délivrer au plutôt. Quelquefois la bile que fournit la vésicule du fiel, contribuë beaucoup à entretenir ces crudités ; c'estpourquoi la voie du vomissement, quand rien ne s'y oppose, est ordinairement préferable à la purgation par en bas, parceque le vomissement vide la vésicule, & met en sureté par-consequent contre la bile vicieuse qui s'y pourroit trouver ; c'est ce que j'ai remarqué en moi-même. Je me trouvai fort incommodé de ces crudités bilieuses ; elles me causoient des nausées, des rapports amers, & surtout une effervescence avec une ardeur très-vive dans l'estomac, quatre ou cinq heures après le repas : je me saignai &

n°. 287. [4.]
[5.]

me purgeai ſans ſoulagement. Il fallut
me déterminer à prendre l'émétique,
qui me fit jetter par le vomiſſement,
beaucoup de bile acre & très - amere.
Je fus guéri incontinent & ſans retour;
ce qui ne ſeroit pas arrivé, ſi ces crudités avoient eu pour cauſe, une chaleur
d'entrailles & une débilité d'eſtomac.

Les crudités atrabilaires, tenaces &
poixeuſes, de couleur brune ou noire, ou
verdâtre, ſont, comme nous l'avons
expliqué ci-devant, l'effet d'une ardeur
exceſſive d'entrailles, qui racornit les ſucs
qu'un eſtomac pareſſeux manque de
digerer. Ces matieres prennent d'ailleurs les caracteres que leur communi-
quent les mouvemens ſpontanés par leſquels elles paſſent, lorſqu'elles ſe ſéjour-
nent dans les premieres voies; c'eſt-
pourquoi il y en a d'acides, de bilieuſes & de putrides. Ce ſont des ſucs tellement pervertis, qu'ils ne peuvent que
devenir de plus en plus malfaiſans tant
qu'ils ne ſont point évacués; mais la
difficulté eſt de parvenir à les enlever à
cauſe de leur tenacité & de la ferocité
de leur acrimonie, qui ne permettent
de les remüer que très-difficilement &
avec danger. Il faut auparavant, comme nous l'avons déja dit, les amollir,

320.
Crudités
atrabilaires.

n°. 296.

les détremper, & les rendre fluides fans les irriter. Il n'y a que celles que la putréfaction diffout & met en branle, qui puiffent & même qui doivent être évacués au-plutôt ; car de toutes les matieres putrides qui fe trouvent dans les premieres voies, il n'y en a point dont les Anciens aient mieux reconnu la malignité, que de celle des matieres atrabilaires qui paroiffent au commencement des maladies ; *morbis quibuflibet incipientibus, fi atrabilis vel fuperne, vel inferne exierit lethale.* Je me rappelle actuellement une obfervation à cet égard, qui convient fort ici. Au mois de Juin 1730 le cocher de M. le Comte de Luce fut faifi d'une fiévre *anxieufe* avec *diarrhée* : les dejections étoient noires, d'une puanteur infupportable, avec une acrimonie brulante qui lui caufoit une ardeur & une foif intolerable. Il entroit lors de *l'exacerbation*, dans des agitations & dans des impatiences qui alloient jufqu'à l'emportement. Sa foif étoit fi grande qu'il devenoit furieux, lorfqu'on ne lui donnoit pas à boire, auffitôt qu'il en demandoit. Quand on approchoit de lui avec le pot, il s'en faififloit, & quelque promeffe qu'on lui fit de ne le point

laiſſer manquer de boiſſon, il ne vouloit jamais le rendre qu'il ne l'eut vidé.
Le ſujet étoit jeune, d'un temperament
vif; je le fis ſaigner ſept fois en trois
jours, mais parceque rien ne devoit
retarder l'évacuation des matieres putrides qui menaçoient dans les premieres voies, je lui fis prendre trois fois l'é-
métique, tantôt ſeul, tantôt avec de
la mane dans l'eſpace des trois jours mêmes qu'il fut ſaignée. On le ſaignoit
dans le commencement & dans le fort
des redoublemens, & on le purgeoit
ſur la fin & dans le tems de la rémiſſion;
enſorte que chaque fois la purgation
ſe trouvoit entre deux ſaignées. De cette maniere, là maladie qui avoit paru
avec un appareil des plus effraians, céda
très-promptement.

Excepté les exemples qu'on vient de
rapporter, il n'a point encore été queſtion de la ſaignée dans ce chapitre;
parcequ'à la reſerve de la diſpoſition
atrabilaire, où ce remede peut beaucoup [par le relâchement qu'il cauſe,
dans les membranes des arteres [aider
à vaincre cette chaleur d'entrailles qui
y fait tout le mal, hors ce cas, la ſaignée
ne convient gueres que par accident :
car à l'égard des indigeſtions bilieuſes,

321.
Uſage de la
ſaignée dans
les indige-
ſtions.

nous voions que les convalefcens mêmes qui ont été beaucoup faignés dans leurs maladies, n'y font encore que plus expofés. La faignée ne prévient donc point chez eux, ces mauvaifes difpofitions. A la verité elles doivent être imputées, ces difpofitions, à l'affoibliffement extreme de l'eftomac dans les convalefcens,& dans la plûpart des perfonnes valetudinaires de complexion vive. Cependant dans les fujets qui font de temperament bilieux, & dont l'eftomac eft un peu déchû de fa vigueur, la chaleur du temperament, & la bile qui eft abondante dans les premieres voies, peut contribuer à ces indigeftions bilieufes; alors la faignée peut être très-avantageufe pour temperer cette chaleur, pour retarder un peu la formation de l'humeur bilieufe, & pour rendre cette humeur moins abondante: mais ce remede eft encore bien plus indifpenfable, quand ces crudités bilieufes viennent à remüer, & à caufer de violentes coliques, des diarrhées & des diffenteries douloureufes, ou d'autres difpofitions inflammatoires; car alors il faut promptement y avoir recours, & la proportionner à la douleur & à la fiévre qui accompagne ordinairement ces accidens ; en ce cas la faignée doit même marcher avant la purgation, de crainte que celle-ci n'augmente l'irritation caufée par ces fucs dépravés, qu'il faut tâcher de calmer avant toutes chofes par ces faignées & par les remedes rafraîchiffans, dont nous avons parlé pour l'intemperie bilieufe.

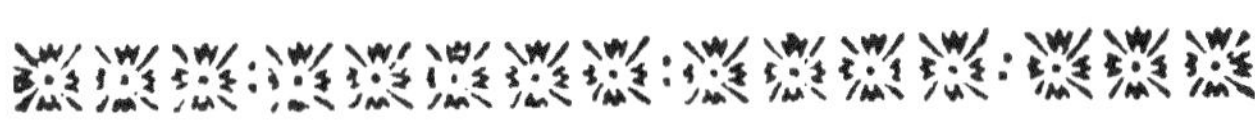

CHAPITRE II.

DE LA PUTREFACTION DES HUMEURS.

IL n'y a point dans la medecine, de phénomene plus important & en même tems plus obfcur, que la putréfaction des humeurs, j'entens celles qui circulent, & qui font fous l'action des vaiffeaux ; parceque cette putréfaction ne s'y remarque jamais en elle-même, ni par les qualités qui la caracterifent, comme la puanteur, l'alcalifation, &c. Qu'on tire du fang à une perfonne qui paroît dans le cas d'une grande putréfaction, on ne remarque rien dans fon fang qui y faffe connoître cette dépravation : à la verité le vulgaire fe laiffe fouvent tromper à l'afpect du fang en général

nº: 288.

322.
Il n'y a point de putréfaction parfaite des humeurs qui circulent.

par des couleurs obscures, sales, blanchâtres, violettes &c. qu'il croit être l'effet de la corruption, & qui en sont cependant des marques absolument fausses.

Ce n'est que par des effets particuliers à la putréfaction, qui s'observent dans certaines maladies, que nous appercevons que nos humeurs sont atteintes du-moins d'une disposition putride; je dis du-moins, parceque tant que nos humeurs sont encore retenuës dans nos vaisseaux, & soumises à leur action, il ne paroît point par aucun signe, qu'elles se trouvent jamais dans le cas d'une vraie putréfaction.

323.
L'action des vaisseaux rend les humeurs putrescentes:

Quoique l'action de nos vaisseaux empêche que nos humeurs ne tombent spontanément, ou d'elles-mêmes en putréfaction, elle les dispose cependant tellement à devenir putrides, que chassées des vaisseaux, & exposées à l'air, elles se corrompent aussitôt, comme nous l'avons déja dit, si elles ont souffert longtems ou fortement l'action des vaisseaux. Il y a beaucoup de faits qui prouvent cette verité à n'en pas douter. Par exemple, qu'à l'occasion d'une douleur de dents, un enfant soit saisi d'une fièvre bien violente; les excrémens qui auparavant

n°. 123.

auparavant étoient laiteux presque sans odeur, ou tirant sur l'aigre, deviennent aussitôt bilieux & très-fœtides.

Cette abondance de matieres extrémement puantes, qu'on jette sur la fin des fiévres continuës, est ici l'effet de l'action des vaisseaux. C'est en ce sens qu'on dit que toutes fiévres aiguës qui passent cinq ou six jours, deviennent putrides : ainsi une fiévre est d'autant plus putride qu'elle est violente, & qu'elle dure longtems ; c'est pourquoi toutes les fiévres qui s'étendent jusqu'au 21, rendent ordinairement nos humeurs si putrescentes, qu'elles s'en vont presque toutes en pourriture ; ce qui a fait dire à *M. Stalh,* que la fiévre réduit la masse du sang en *serum* ; parcequ'il ne lui reste quasi plus qu'une serosité chileuse. Le sang & les anciennes humeurs sont celles qui tombent plus facilement en corruption.

Il y a une autre putréfaction febrile plus maligne que la precedente, qui ne se borne pas aux liquides : elle a une acrimonie si pernicieuse, qu'elle mord sur les parties, & y excite des inflammations gangreneuses qui se terminent par une suppuration putride, ichoreuse ; c'est-à-dire qu'au-lieu de pus elle fournit

G

324.
Putréfaction fébrile.

*Note ad Sat.
Harv. cap.
28.*

325.
Putréfaction
ichoreuse.

une liqueur claire, fort acre & fort pourrissante, telle qu'on la remarque dans plusieurs maladies inflammatoires, comme le *pourpre blanc*, les *petites veroles* cristalines, les érésipeles milliaires ou *à phlictaines*, &c. dont les pustules & les *phlictaines* sont remplies d'une humeur limpide, aussi fluide que de l'eau, qui laisse ordinairement après elle une tache noire & gangreneuse. Cette disposition des humeurs est si pourrissante, que les corps de ceux qui meurent de ces maladies, se corrompent incontinent. Il se trouve dans ces maladies, une telle acrimonie ou causticité, que ceux qui sont affligés *d'érésipeles à phlictaines*, sentent une ardeur aussi brûlante & aussi insupportable, que celle que causeroit le feu même appliqué sur la partie souffrante. Il semble que cette putréfaction *ichoreuse*, est toujours occasionnée par quelque volatil contagieux, fort acre & inflammatoire, comme dans la petite verole cristaline, ou par une humeur bilieuse excrémenteuse, parvenuë à un degré d'acrimonie ou de dépravation qui la rend extraordinairement inflammatoire & pernicieuse : ce qui donne lieu de remarquer ici en passant, que la bile excrémenteuse peut produire des effets à peu près semblables à

ceux du venin de la petite verole cristaline, du pourpre blanc, &c. peut être
même, cette putréfaction ichoreuse
dépend-elle, dans l'un & dans l'autre
cas, de la même disposition dans les humeurs ; c'est-à-dire d'une acrimonie
bilieuse devenuë si extrême, que la petite verole, qui dans un autre cas seroit très-innocente, ou simplement purulente, se trouve ici ichoreuse & très-
maligne.

La disposition putride de nos humeurs est quelquefois si grande dans
certaines fiévres malignes, que si elles
viennent à s'arrêter en quelque endroit,
elles s'y corrompent dans le moment,
& la place se trouve gangrenée sans
qu'aucun signe avertisse auparavant de
cette mortification. J'ai vu plusieurs fois
cet effet; entre autres à une fille qui avoit
une fiévre maligne, à qui tout le nez
tomba le sixiéme jour, en gangrene dans
une nuit, sans avoir senti aucune douleur, & sans que cet accident fut précedé le soir d'aucun signe : je trouvai le
lendemain matin cette partie toute li-
vide, froide & sans sentiment : j'y fis
des scarifications; il n'en sortit qu'un
sang figé & noir. Pour m'assurer de la
profondeur de cette mortification, je

326.
Putréfaction
gangreneu-
se.

fis des taillades & je trouvai cette partie entierement gangrenée, sans que
la malade s'en fut apperçûë, & il
fut impossible de la sauver. J'ai vu une
autre fille à qui une pareille gangrene
arriva aux talons le quinziéme jour
d'une fiévre putride, & ensuite à d'autres parties du corps. On peut juger par
ces gangrenes inopinées qui arrivent
au-dehors, combien il nous perit de
malades par celles qui arrivent interieurement dans les fiévres malignes ; delà
vient qu'il est difficile d'établir aucun
pronostic dans ces fiévres. C'est par
cette même disposition putride, que
dans certaines fiévres, le corps se couvre de taches pourprées & gangreneuses, & que dans la petite verole, les pustules se trouvent entremêlées de ces
taches. Il suffit pour cet effet, qu'un
sang si disposé à se corrompre, vienne
à s'arrêter dans des vaisseaux où il cesse
d'être agité, comme dans les capilaires
veineux, dans les vaisseaux limphatiques, où sa disposition peut alors lui
permettre de s'insinuer ; dans les capilaires arteriels mêmes, si leur jeu vient
à être suffoqué par un engorgement
extrême. Une disposition scorbutique
où le sang a beaucoup croupi, peut aus-

si dans une fiévre, rendre ce sang très-
susceptible de cette putréfaction. En
effet lorsque le sang croupit, ou qu'il
n'est plus preservé de la corruption par
le jeu de ces vaisseaux, & qu'il est
exposé à une chaleur considérable, il
se corrompt promtement : car si les humeurs d'un animal bien sain & vivant,
peuvent se putréfier en 28 minutes
dans un lieu fort chaud, on ne sera pas
surpris que nos humeurs, dans un tems
où elles font tout-à-fait disposées à se
corrompre, se corrompent effectivement bientôt, lorsqu'elles viennent
à croupir à une chaleur excessive. Il y a
une distinction à faire entre ces deux
dernieres putréfactions fébriles & la
premiere ; celle-ci est simplement l'effet
de la fiévre ou du jeu violent des vaisseaux, au lieu que dans ces deux derniers, les humeurs font par avance si dif-
posées à la putréfaction, que la fiévre
ne contribuë, pour ainsi dire, qu'à la
faire éclore & à en développer la malignité.

Tout le monde sçait que dans les
suppurations interieures & putrides, la
masse des humeurs s'infecte, & que cette infection y produit une dissolution
suivie de sueurs, de *diarrhées*, de *dia-*

n°. 45.

n°. 133. [2.]

327.
Putréfaction
colliquati-
ve.

betes qui appauvrissent tellement la masse du sang, qu'elles jettent les malades dans une foiblesse extrême. C'est ce qu'on remarque tous les jours, vers la fin des maladies de ceux qui périssent d'ulceres au poulmon, au foïe, &c. Nous avons vû que les corruptions qui passent des premieres voies dans la masse du sang, produisent ordinairement les mêmes accidens ; ainsi on doit regarder la putréfaction *colliquative*, comme l'effet d'une corruption étrangere qui a passé dans la masse du sang. On doit donc être attentif à découvrir d'où elle vient, parceque quand elle ne dépend pas de quelque suppuration, sa source est ordinairement dans les premieres voies : ou peut-être, est-ce aussi quelquefois un air infecté, qui par son accès dans les premieres voies, porte la contagion dans ces humeurs ; car à l'égard de celui qu'on respire, il ne paroît pas qu'il puisse jamais causer un pareil effet, parcequ'il ne trouve dans les poûmons, aucun passage pour se mêler avec nos humeurs. Il est vrai qu'une vapeur maligne peut suffoquer & enflammer le poûmon ; mais elle ne peut, par cette voie, s'introduire dans nos humeurs, tant que les poûmons sont in-

tegres. Ainsi il y auroit seulement à
craindre dans un endroit où l'on soupçonne un mauvais air (supposé que la
contagion aëriene ait lieu)de manger en
cet endroit, ou bien d'y avaler sa salive.

Quand la contagion qui infecte nos
humeurs part d'un corps fœtide & pu-
trefié au suprême degré, elle porte alors
son coup jusqu'au principe vital , elle
en blesse ou interdit les facultés ; le
pouls & les autres actions nécessaires à
la vie , manquent entierement ou presqu'entierement : nous avons parlé ailleurs de cette espece de putréfaction.

Les saignées doivent , lorsqu'elles
sont faites de bonne heure , produire
deux bons effets dans la putréfaction
fébrile. 1°. Elles rendent les humeurs
plus cruës , & par-conséquent moins
susceptibles de putréfaction. 2°. Elles
diminuënt la force du jeu des vaisseaux,
& les mettent hors d'état de rendre nos
humeurs si *putrescentes* ; mais il faut
les faire assez abondantes , & assez tôt
pour prévenir le mal : car lorsque les
humeurs sont perverties , ce remede devient inutile. Il faut de plus la seconder
par des alimens les moins susceptibles
de putréfaction , & par les remedes les

328.
Putréfaction
sincopale.

n°. 273.

329.
Effets de la
saignée con-
tre la putré-
faction fe-
brile.

[2.]
Regime.

G iiij

les plus capables de s'y oppofer, comme font les plantes rafraîchiffantes, les alimens farineux & aceteux dont nous avons déja parlé plufieurs fois. Auffitôt que la putréfaction commence à fe déclarer par les excrémens (ce qui arrive dans les fiévres putrides fimples vers le dix ou le douze) il faut avoir recours à la purgation, afin de débarraffer la maffe du fang des humeurs déja perverties, qui en reftant fous l'action des vaiffeaux, peuvent devenir ichoreufes, gangreneufes, ou colliquatives; ce qui arrive prefque toujours, du-moins en partie, lorfque les fiévres paffent le 14ᵉ. jour, & qu'elles s'étendent jufqu'au 21. Alors la maffe du fang tombe en ruine, & l'on eft expofé à de facheux accidents, comme à des mouvemens convulfifs, à des dépôts, à l'engorgement du cerveau, &c. Il faut cependant faire attention que les purgatifs font des remedes irritans, qui peuvent être très-nuifibles lorfque la fiévre eft confidérable, ou lorfqu'il fe trouve quelque difpofition inflammatoire, furtout dans les vifceres de l'abdomen. Il faut à l'égard de la fiévre, choifir les momens de rémiffion pour adminiftrer les purgatifs. On doit pour plus grande fureté, entremêler pendant

leur ufage quelques faignées, indépendamment de celles qu'on aura faite
abondamment dès le commencement.

On eft fouvent obligé d'en venir à la
purgation plutôt que je ne viens de dire, & affez ordinairement dès les premiers jours, quand on foupçonne des
ordures dans les premieres voies ; alors
il faut la placer entre deux faignées, &
dans un moment de calme. Mais il y a
toujours cette diftinction à faire entre
la fiévre putride fimple, où la putréfaction eft totalement l'effet de la fiévre,
& la fiévre putride maligne, où tantôt
c'eft la putréfaction qui eft la caufe de
la fiévre, & tantôt c'eft la fiévre, au-
contraire qui fait éclore cette putréfaction foit ichoreufe, foit gangreneufe. La fievre putride fimple n'eft
fuivie de putréfaction, que lorfque
le jeu exceffif des vaiffeaux a eu
tems de pervertir les humeurs,
après les avoir fait auparavant paffer
par cet état d'inflammation qui con-
denfe & racornit le fang & les autres
fucs albumineux. Ce premier état,
c'eft-à-dire cet état d'inflammation des
humeurs, eft très-oppofé à la purgation ;
non-feulement elle ne peut alors rien
re fortir des vaiffeaux, mais elle aug-

mente encore considérablement l'in-
cendie par son irritation, & les matieres que le ventre fournit par les seles
dans ces premiers tems, ne font qu'un
lavage de quelques ordures des premieres voies, delaiées dans la boisson, &
qui font sans suite, sans liaison, sans
beaucoup d'odeur. Mais quand par la
suite la masse du sang vient à fournir,
on apperçoit que ces matieres prennent
une consistence plus égale ; elles commencent à devenir fort fœtides, à ressem-
bler à une purée claire, & à indiquer alors
la purgation, & les lavemens laxatifs.
On doit d'abord y aller doucement par
les *minoratifs savoneux*-acides, comme
l'hidromel, la manne, la casse, les tamarins, les électuaires de même genre; parceque dans cet abord, l'inflammation de la masse du sang demande encore beaucoup de circonspection par
rapport aux purgatifs : mais lorsque la
fonte putride se déclare par d'abondantes évacuations qui viennent d'elles-
mêmes, ou à la moindre incitation, on
n'a pas tant à craindre les effets de la
purgation ; parceque cette fonte relâche
considérablement les solides, & ceux-
ci deviennent moins susceptibles de
crispation & d'emportement. Cette fon-

te & cette détente arrivée, on peut
donc penfer à terminer la cure de la
maladie par une purgation prefque continuë, fans interrompre cependant l'ufage des antiputrides. Il faudra mêler aux
purgatifs les fels neutres laxatifs qui ont
peu d'acrimonie, & qui refiftent à la pourriture, comme le criftal mineral, le *nitre*, & furtout le *fel de Glaubert*. Les lavemens font auffi d'un grand fecours,
& on peut notamment vers la fin, lorfque la tête s'entretient un peu chargée,
& que le ventre eft fouple & obéïffant,
on peut, dis je, rendre la purgation
un peu plus efficace par quelque élec-
tuaire purgatif; les clifteres purgatifs
même conviennent auffi très-fort. J'ai
vû un Praticien ajouter trois ou quatre
tiges, & quelquefois plus *de gratiola*
ou herbe à pauvre homme : ce reme.
de me parut un peu fufpect, je le croiois
trop irritant ; mais par l'ufage que j'en
ai fait moi-même dans les cas où la tête
reftoit embaraffée, j'ai trouvé qu'on
ne pouvoit rien emploier de meilleur,
ni de plus fimple, que quelques tiges en-
tieres de cette plante boüillies dans une
décoction rafraîchiffante, & émolien-
te, telle qu'on en fait avec la laituë, la
feuille de violette, la bette, la mau-

ve, la guimauve, le seneçon, la parietaire. On ajoute le miel *nenuphar*, ou le miel violat : on a de cette façon des lavemens qui sans fatiguer le malade & sans irritation, procurent des évacuations abondantes.

321.
Cure des putréfactions
febriles, malignes.

L'usage de la saignée dans les putréfactions fébriles malignes, surtout dans la putréfaction *ichoreuse*, où le jeu excessif des vaisseaux est toujours l'instrument qui opère ou qui fait éclore cette putréfaction, & qui en développe la malignité, qui la porte à son dernier degré d'acrimonie, l'usage de la saignée, dis-je, n'est pas moins avantageux que dans le cas précedent. Le caractere inflammatoire de cette putréfaction *ichoreuse*, demande de plus qu'on se mette par la saignée, en garde contre cette disposition meurtriere qui termine la scene par des inflammations gangreneuses, qui ne reconnoissent plus de remedes dès qu'elles sont arrivées. D'aileurs il faut être d'abord fort circonspect sur l'usage de la purgation, quoique dans la suite elles ne deviennent pas moins nécessaires que dans la putréfaction fébrile simple ou benigne ; car enfin il faut délivrer la masse du sang des humeurs corrompuës qui y causent tou-

jours de plus en plus du defaftre. Mais il
n'y a point de remede par lequel on
puiffe mieux fe précautionner contre
l'irritation de la purgation, que la faignée fecondée des remedes rafraîchiffans & humectans. La putréfaction gangreneufe anticipe fouvent fur tous les
autres genres de putréfaction ; c'eftpourquoi il faut être attentif aux fimptomes qui l'accompagnent, & furtout
à la véhemence de la fiévre, pour ne
pas manquer d'arrêter par la faignée la
principale caufe de cette putréfaction,
& pour s'oppofer encore à celle-ci en entretenant par ce remede, autant qu'il eft
poffible, de la crudité dans les humeurs.

Comme la putréfaction colliquative
eft ordinairement l'effet de quelque
matiere putride qui vient infecter la
maffe des humeurs, & que cette putréfaction commence avec la fiévre, qu'elle la dévance même, ou plutôt qu'elle
la caufe ordinairement, la purgation eft
la principale indication qui fe préfente,
lorfque l'on foupçonne que la caufe eft
dans l'eftomac. Si cette colliquation dépend au-contraire, de quelque fuppuration, la purgation convient peu. Dans
les fiévres *colliquatives* épidemiques que
l'on remarque venir de la difpofition de

332.
Cure de la
putréfaction
colliquative.

l'air, les purgatifs ne paroissent gueres plus avantageux, du-moins dans le commencement de la maladie ; mais quand c'est l'estomac qui fournit ces matieres qui causent l'infection, on ne sçauroit trop se hâter de vider les premieres voies ; ce n'est que par là, comme nous l'apprend un Medecin celebre & consommé dans la pratique, qu'on péut enlever la cause des flux de ventre qui accompagnent les fievres putrides : c'est là le cas qui s'accommode le mieux de la methode de plusieurs Praticiens renommés, qui purgent dans les fievres continuës depuis le commencement jusqu'à la fin, par le moien d'apozêmes laxatifs, ou d'autres lavages purgatifs, & quelquefois émetiques, en se précautionnant par des saignées suffisantes contre les desordres que pourroit causer cette methode. Cependant il faut remarquer que dans cette putréfaction, il y a des cas où la saignée est bien plus nécessaire que dans d'autres ; c'est surtout lorsque le pouls se trouve convulsivement concentré, ou serré avec des mouvemens convulsifs, soit qu'il y ait sueur ou flux de ventre ; car ce resserrement convulsif du pouls, dénote une irritation bien excessive pour que cette contraction puisse tenir dans un cas où la dissolution des humeurs, qui est l'effet de cette putréfaction colliquative, dispose des vaisseaux à un grand relâchement. Cette grande irritation & ce froncement ne s'accommode nullement de la purgation, il faut absolument les soumettre auparavant par les saignées & par des humectans antiputrides, secondes de calmans préparés avec l'opium emploié en petite dose. L'extrême soif qui est excitée ici par une acrimonie plus ou moins alcaline & brûlante, demande une boisson continuelle, toujours un peu chargée de remedes temperans, rafraîchissans, aigrelets, salins, & variée en forme de tisanne, d'infusions d'apozême, de julep, d'émulsions, toujours servis abondamment ; mais évitez de faire entrer dans les émulsions, des choses trop huileuses & trop susceptibles de rancité & d'acrimonie bilieuse.

Si la dissolution des humeurs est extrême, qu'elle cause une grande détente suivie de sueurs continuelles & abondantes, qui jettent les malades dans une foiblesse mortelle, on doit, 1°. mettre tout en œuvre pour empêcher le progrès de cette putréfaction & de cette dissolution ; il faut avoir recours aux

aigrelets médiocrement aftringens ,
comme le firop de *berberis* , de *coin* ,
d'*alkermes* , de *grenades*, & femblables,
& aux *abforbans* terreftres , comme les
coraux , les *yeux* d'*écréviffes* , la *confection d'hiacinte.* La tifanne fera faite
avec la *raclure de corne de cerf, d'ivoire,*
avec les *fantaux* , la *crême d'orge* , la
pomme de *reinette. Les efprits acides* donnés à une agréable acidité dans la tifanne , dans les juleps ou autres préparations , conviennent très-fort ici. 2°. Il
faut penfer à relever un peu le ton des
vaiffeaux par des cordiaux mêlés aux
remedes antiputrides , dont on vient
de parler ; mais il faut que ces cordiaux
ne foient point irritans, comme le font
les fels volatils , les huiles effentielles &
alkoolifées , qui font des *fébrifiques* qui
ne foutiennent le pouls qu'en agaçant
les vaiffeaux , & en difpofant leur jeu
à rendre encore la putréfaction plus maligne. Les cordiaux qui conviennent ici
doivent être médiocrement animés ,
incapables de roidir le pouls, tels font
les compofitions *opiées* , comme le *thé-
riaque,* le *diafcordium* , temperées par des
remedes rafraîchiffans. La préférence
qu'on donne à ces compofitions , eft
dûë furtout à l'*opium* qui leur donne

cet avantage que fans exciter trop rudement les vaiffeaux, & fans leur faire
perdre leur foupleffe, elles les dilatent
& les retirent de leur affaiffement, &
que fans mordre fur la tiffure des liquides, elles les raréfient doucement, &
fuppléent à leur reffort détruit par la putréfaction. *L'opium* eft une fubftance en
partie refineufe & volatile qui, comme
les autres de même genre, eft un peu
ftimulante : mais elle a une huile étherée, fournie d'un efprit recteur qui a
une affinité particuliere avec nos efprits animaux, qui reprime & foumet
leurs mouvemens irréguliers, appa-
ramment parceque cet efprit eft trop
dénué de parties falines & trop fulphu-
reufes, car les huiles étherées qu'on dépoüille de leur partie faline, deviennent
calmantes & anodines: quoiqu'il en foit,
il rend les efprits animaux moins fufceptibles de déterminations extraordi-
naires, ou moins obéïffans à la moindre irritation, & en moderant leur agilité, il les affujettit à s'en tenir à leurs
routes les plus fraiées, & à un mouvement moins capable de dominer opiniâtrement les folides.

Ce frein & cette faculté un peu ftimulante qui fe trouvent enfemble dans

un même remede , font deux vertus
qui fe contrebalancent , & qui peuvent
felon le befoin , être réciproquement
renduës fuperieures l'une à l'autre. Si
les vaiffeaux font trop flafques , trop relâchés , on emploie les compofitions
cordiales opiées , où la vertu ftimulante de l'opium eft augmentée ; fi on
s'apperçoit au-contraire par un refferrement , par quelques mouvemens irréguliers , par un peu de dureté dans
le pouls, de quelque chofe de *fpafmodi-*
que. ou de convulfif dans les vaiffeaux ,
on doit s'en tenir à l'opium fimple ; &
fi on veut le rendre encore plus calmant
qu'il n'eft naturellement , on le mêle à
des émulfions , à des juleps rafraîchiffans. Ainfi on eft le maître de diriger
ce remede , comme il convient felon
les cas; par ce moien on a un cordial &
un calmant tout enfemble , capable de
relever le jeu des vaiffeaux trop con-
fterné & trop languiffant , ou contraint
& déreglé par un mouvement defor-
donné des efprits ; capable d'appaifer
les douleurs & les autres importunités
qui fatiguent les malades ; capable de
moderer les évacuations qui ne fe font
que par irritation , & qui épuifent les
forces , & de procurer au - contraire

celles qui font au défir de la nature, &
qu'un froncement convulfif des fécrétoires rerient : c'eft ainfi qu'il menage
& facilite fouvent des fueurs falutaires,
furtout lorfque le défaftre des fucs albumineux eft fi grand que la coction
ne peut avoir lieu. Alors la nature fe
débatraffe dans certain cas par cette
voie, & dans des tems peu reglés,
de l'humeur morbifique ; ce qui arrive quelquefois dans les fiévres malignes ou *peftilentieles*, lorfqu'on s'y
attend le moins. C'eftpourquoi *Sidenham* ce Praticien célebre, regardoit l'o-
pium comme l'infigne, & prefque le
feul cordial qui lui fût connu.

On doit néanmoins être fort attentif à s'en abftenir, lorfqu'on redoute
quelque dépôt ou engorgement, comme il en arrive fouvent en effet fur la fin
des fiévres malignes putrides:alors c'eft
à la faignée,à la purgation & aux autres
remedes propres à faire diverfion, auxquels on doit avoir recours. La foibleffe même ne doit point nous retenir ;
mais on peut pendant l'ufage de ces remedes, furtout de la faignée, foutenir
les forces par des cordiaux temperés.
C'eft même pour prévenir ces fortes de
dépôts, notamment les dépôts inflam-

matoires, que la plûpart des Praticiens ne s'abstiennent pas des saignées, même abondantes dans la putréfaction colliquative accompagnée de fueurs continuelles ; & l'on a fouvent reconnu que c'eft un puiffant fecours pour réprimer ces fueurs exceffives, parceque la crudité qu'elle occafionne dans les humeurs, modere beaucoup l'activité de l'acre diffolvant qui caufe la maladie.

333.
Remedes contre la putréfaction fincopale.

Dans la putréfaction fincopale où le principe vital eft immédiatement affecté, l'opium n'eft pas le cordial qui convienne pour ranimer les forces, parceque l'opium qui eft un fedatif, feroit encore languir davantage le mouvement des efprits animaux. Ce remede, comme nous l'avons dit, eft excellent lorfque la force ne manque que du côté de la partie purement inftrumentale, comme font les humeurs ; mais quand c'eft le principe de la vie qui eft lui-même fuffoqué, il faut le réveiller & lui redonner cette activité néceffaire pour entretenir les opérations de la machine: on doit néanmoins avoir égard que les cordiaux qu'il convient emploier, foient malgré leur activité, toujours oppofés à la putréfaction. C'eft pourquoi on n'a rien de meilleur que le *vinaigre*

thériacal , l'efprit falin de *Minderus*
qui eft un fel volatil alcali foûlé d'efprit
de vinaigre. Les potions cordiales fpiritueufes peuvent auffi avoir lieu ; mais
il faut qu'elles foient temperées par les
acides, comme les firops aigrélets, &
quelques gouttes d'efprit de fouphre.
Du refte cette putréfaction fe traite
comme la précédente, mais il faut faire attention que les remedes qu'on peut
ordonner contre la pourriture, ne peuvent fervir tout au plus qu'à s'y oppofer, & nullement à y remedier, lorfqu'elle eft arrivée ; car *à putrefaEtione
non datur regreßus* , c'eft pourquoi on
doit promptement prendre les devants
dans les fiévres putrides malignes . autrement la putréfaction prend le-deffus,
de maniere qu'il n'y a plus à compter
fur les remedes antiputrides. Il faut au-
furplus être fort attentif à démêler dans
les fiévres fincopales , fi la débilité du
principe vital ne vient point de l'inflammation de quelque vifcere fort fufceptible d'impreffion , comme l'eftomac , le diaphragme : car alors la
purgation feroit pernicieufe. On s'y
trompe quelquefois au grand malheur
des malades. Le meilleur moien de l'é-
viter, c'eft d'examiner & de toucher

la region de l'eſtomac, & le ventre, pour voir s'il n'y a ni tenſion, ni douleur. Il y a encore une attention à faire ſur l'uſage de la ſaignée & de la purgation, qui eſt de bien examiner ſi cette putréfaction ſincopale ne vient point de quelque ſuppuration fœtide ; car la ſaignée ſeroit entierement inutile, & les purgatifs ne peuvent qu'augmenter la fonte des humeurs, & être très-nuiſibles.

Voiez Bonnet ſepulcre.

✝✝✝✝✝✝✝✝✝✝✝✝✝✝✝

CHAPITRE III.

DE L'ACRIMONIE DES HUMEURS.

NOus ne traiterons ici que de l'acrimonie propre des humeurs : nous ne nous arrêterons point à ces acrimonies étrangeres, ou qui peuvent venir du dehors, dont on ne connoît ni la nature, ni l'origine, & qui en paſſant dans nos humeurs, cauſent par leur incompatibilité avec les parois de nos vaiſſeaux, les inflammations & les fiévres épidémiques, & contre leſquelles on ne peut rien faire, ſinon que de ſe regler ſur les effets qu'elles produiſent, ſoit dans les liquides, soit dans les solides.

Les acrimonies qui naissent de nos humeurs mêmes, sont ou passageres ou habituelles.

Les acrimonies habituelles sont de deux sortes, bilieuses & mélancoliques. La bilieuse dépend d'un sel volatil-sulphureux plus ou moins inflammatoire selon qu'il est plus ou moins volatilisé ; c'est elle qui entretient toutes ces petites éruptions inflammatoires, qui dans certaines personnes affectent continuellement la peau, surtout celle du visage: elle vient de ce que ici la bile excrémenteuse ne se débarrasse jamais parfaitement.

L'acrimonie mélancolique vient d'un sel plus grossier & moins vif, qui ne cause point d'inflammation, du-moins d'inflammation sanguine: car les acrimonies sanieuses & virulentes mêmes, qui infectent la masse des humeurs, ne sont ni fort turbulentes ni inflammatoires, quoique cependant elles soient atteintes d'un degré de putréfaction, capable d'augmenter beaucoup l'acrimonie de ces matieres. L'effet de ces dernieres est d'entretenir une fiévre lente, & des douleurs vagues semblables à celle du rhumatisme : ce qui donne à penser que la cause de cette derniere maladie, dé-

334. Les acrimonies sont ou passageres ou habituelles.

335. Acrimonies habituelles.

pend d'un sel de même genre ; c'est-à-dire plutôt d'un sel essentiel que d'un sel huileux exalté : car malgré les douleurs considérables qu'on ressent dans le rhumatisme , il ne survient ordinairement point pour cela de fiévres ardentes , ni d'inflammations parfaites.

336.
Difference entre l'acrimonie bilieuse , & la mélancolique.

n°. 116. (3.) [4.]
n°. 127. [2.] [3.]

Tous les sels sont capables d'acrimonie ; mais , comme nous l'avons remarqué , il y a une difference infinie , par rapport à l'activité , entre celle des sels volatils huileux , & celle des sels essentiels. Ces deux genres de sels excitent dans nos humeurs , des effets qui nous y font aussi appercevoir de deux genres d'acrimonie, qui, par leur activité , répondent parfaitement à ces deux genres de sels ; car cette acrimonie que nous venons d'attribuer aux sels essentiels de nos humeurs , est effectivement très-moderée, & elle le doit être véritablement, comme nous l'avons prouvé'à l'article des sels, en comparaison de celle qui excite ces fiévres ardentes , ces feux ou ces érésipeles brûlans, que les Anciens ont de tout tems attribuées à une acrimonie bilieuse. Le plus haut degré d'acrimonie que puisse acquerir le sel essentiel , est celui où il parvient par l'alcalisation , lors de la putréfaction

de

de nos humeurs ; mais cette acrimonie
n'est rien, comme on l'a prouvé ailleurs, en comparaison de celle que les
sels volatils-huileux prennent aussi dans
la putréfaction. Or c'est dans l'humeur
mélancolique, comme on l'a remarqué,
où réside le sel essentiel. C'est donc cette
humeur qui est le siege de ce genre d'a-
crimonie, qui est propre au sel essentiel, laquelle, quoique la moins violente,
cause cependant chez nous nombre
d'affections douloureuses, que l'on garde quelquefois toute la vie sans beaucoup de danger, & sans attirer ni inflammations sanguines parfaites, ni
suppurations en conséquence, ni aucun autre desordre, si ce n'est à la suite
de quelque congestion, ou de quelque
long croupissement, qui peu-à-peu donne lieu à un mouvement intestin pu-
tréfactif suivi d'une suppuration putride, si on peut l'appeller suppuration,
car ce nom semble ne convenir qu'à un
mouvement inflammatoire qui convertit nos humeurs en pus. Or le pus est
une humeur qui n'est point encore actuellement atteinte de putréfaction,
qui souvent est même presque autant
acescente que putrescente ; à la difference des matieres sanieuses qui sont

n°. 46. [6.]
121. [3.]

n°. 171. 175.
176.

[2.]
Difference en-
tre la suppu-
ration puru-
lente, & la
putride.

l'effet d'une putréfaction du - moins commencée.

L'acrimonie qui resulte de ces suppurations putrides, doit être rapportée à l'acrimonie mélancolique, parcequ'elle dépend principalement du sel essentiel ; car l'acrimonie qui dans la putréfaction dépend du sel volatil huileux, suppose, comme on l'a remarqué, une putréfaction au suprême degré, que l'on n'apperçoit gueres dans les sanies & dans les virus. Les virus ont à la verité quelque chose de malin & de contagieux, qui suppose déja un degré de putréfaction un peu avancé, mais ce degré ne va pas jusqu'au dévelopement des sels volatils huileux, car ils produiroient des accidens bien plus destructifs que ceux qui sont ordinaires à ces virus.

N°. 98. [2.]

L'acrimonie mélancolique est ou le produit du croupissement, ou du jeu des vaisseaux. Celle qui résulte du croupissement est ou acide, ou rance, ou bien putride, selon que l'humeur qui croupit, est plus ou moins susceptible de fermentation ou de putréfaction, ou bien de l'une ou de l'autre tout ensemble. Les humeurs qui tombent dans le cas de fermentation ou d'acidité,

337.
Diverses sortes d'acrimonies mélancoliques habituelles.

font les fucs cafeux qui n'ont pas en-core beaucoup fouffert l'action des vaif-feaux, & qui croupiffent dans un en-droit où l'air a accès ; ce qui n'arrive gueres que dans l'eftomac.

Les fucs croupiffans qui font fufcep-tibles de putréfaction, font tous ceux qui font enfermés ou retenus dans les vaiffeaux, où l'air exterieur ne peut les affecter immédiatement, comme il ar-rive enfin au fang qui croupit dans les veines des fcorbutiques.

Ceux qui font fufceptibles de ranci-té, font du-moins en partie graiffeux ou butireux, peu travaillés par l'ac-tion des vaiffeaux, & qui fe trouvent expofés à l'air, comme dans les ulce-res *fcrophuleux* ; car les matieres fcro-phuleufes paroiffent les plus cruës de tous les fucs qui viennent à croupir dans leurs tuiaux. L'acrimonie *pforique* pouroit auffi appartenir à des fucs cruds, dépravés par l'air qui rend ces fucs croupiffans dans les voies de la tranfpi-ration fufceptible de fermentation, comme on s'en apperçoit par les fueurs qui quelquefois fentent l'aigre. On peut même penfer que les acrimonies cuta-nées, qui réfultent de ces humeurs craf-fes qui croupiffent à l'extrémité des fé-

crétoires de la peau , peuvent avoir
part à un mouvement spontané qui les
rend rances & enfuite putrides. De tous
ces differens états dépendent toutes les
differentes fortes d'acrimonies fanieu-
fes & virulentes.

Mais il eft très-important de remarquer , que ces acrimonies extraordinai-
res , telles que les virus chancreux ,
fcorbutiques, fcrophuleux, véneriens,
Phtifiques , &c. ne peuvent , comme
les acrimonies excrémenteufes , avoir
d'affinité avec aucun fécrétoires ; parceque ces virus ne fe produifant point
naturellement chez nous , la nature n'a
point dû avoir en vûë leur excrétion.
On ne doit donc point être étonné qu'ils
font fi rebelles , qu'ils paffent même des
peres & meres dans les enfans ; que non
feulement ils reftent toujours dans nos
humeurs, mais qu'ils s'y multiplient ,
& y deviennent de plus en plus pernicieux. Il n'y a point chez nous de filtre
pour eux: ils ne peuvent par-conféquent
être expulfés ; car aucun filtre ne peut
ni les fupporter , ni leur livrer paffage ;
& d'ailleurs tenant beaucoup de la putréfaction , ils doivent être *auctifiques* ou
pullulans. Ce n'eft donc que par extin-
ction au moien de quelque remede fpe-

cifique, qu'ils peuvent être domptés, ou du-moins adoucis au point de pouvoir être reçûs par quelques-uns de nos secrétoires, comme fait le mercure par exemple à l'égard du virus vénerien.

Le jeu des vaisseaux qui doit tendre continuellement à dépoüiller nos humeurs de leur partie saline, & à former de celle-ci, la plûpart des sucs excrémenteux, pour être expulsés avant que leur acrimonie soit parvenuë à un degré qui puisse la rendre nuisible ; car plus les sels, soit volatils-huileux, soit essentiels sont travaillés, plus ils deviennent mordans & irritans. Si ces sels essentiels (car c'est d'eux dont il est question présentement) manquent donc alors d'être expulsés, ils donnent un autre genre d'acrimonie mélancolique qui diffère des précedentes,en ce que celles-ci sont des suites du croupissement, & que celle-là est le produit du jeu des vaisseaux. Par exemple, si ces sels manquent à le débarrasser des sucs *muqueux* qui doivent servir d'enduit aux parties, ces sucs n'ont point cette douceur qui convient pour garantir nos parties contre toute acrimonie ; au - contraire ils portent eux-mêmes une salure qui augmente de plus en plus. Delà vient vrai-

semblablement les douleurs rhumatif-
santes & gouteuses de cause froide, qui affectent les parties membraneuses & nerveuses des jointures, des muscles, &c.
De même si les sucs excrémenteux char-
gés de ces sels essentiels qui doivent
être expulsés, manquent d'enfiler les
voies de décharges, soit parceque le
degré d'affinité entre le *sécrétoire* &
l'*excrément* vient à changer (ce qui dérange les excrétions) soit que les excrétions elles-mêmes sont empêchées
par quelque autre cause, ces sucs excrémenteux restent dans la masse des
humeurs & sous le jeu des vaisseaux, où
leurs sels se développent de plus en plus
& deviennent de plus en plus acres. Ils y
entretiennent une saumure, ou une
pituite salée appellée par les Anciens
serum salsum ; & ce *serum* est d'autant
plus difficile à détruire, que le défaut
de sécrétion dont il dépend, est difficile à rétablir. De cette *pituite salée* viennent ordinairement la *toux*, le *cozifa*,
les *fluxions*, ou les *inflammations blanches*, les *rhumatismes*, la *goute*, les *acrimonies d'urines*, les maladies *catarrhales*, les *distillations sereuses*, &c.

    Toutes ces acrimonies habituelles
sont très - opiniâtres, on n'a point

encore de remedes certains pour débar-
raſſer nos humeurs de cette ſalure. Cependant on a ordinairement recours à
certains aperitifs & *Diaphetiques*, comme propres à purifier le ſang, & à entraîner ces matieres excrémenteuſes
par leurs ſécrétoires propres: ces remedes ſont le *cerfeuil*, le *creſſon*, la *pimpinelle*, la *fumeterre*, la *veronique*, le
chamedris, le *chamæpitis*, le *gayac*, la
ſalſepareille, le *ſaſſafras*, la *ſquine*, les
cloportes, les *bezoards*, *la vipere*, l'*antimoine crud*, l'*antimoine diaphoretique*,
l'*antihectique de Poterius*, les *teintures
d'antimoine*, *le mars diaphoretique*, &c.
Les charlatans ſont continuellement
occupés à la recherche de ces prétendus
dépurans, ſans y avoir pu réüſſir, ſinon à
tromper les crédules: cependant la medecine auroit beſoin de s'enrichir de
quelques ſpecifiques pour détruire ces
acrimonies, qui fuſſent par exemple
auſſi ſouverains que le mercure, qu'on
a découvert depuis environ deux ſiecles,
contre celle du virus vénérien.

Le parti de l'*inviſcation* paroît encore
le plus ſur que l'on puiſſe prendre contre
les acrimonies habituelles ; mais toujours eſt - il vrai que c'eſt une voie très-
longue, & qui n'eſt pas poſſible pour

H iiij

tre l'acrimo-
nie habituel-
le.

349.
Adouciſſans
contre les
acrimonies
habituelles.

toutes fortes de perfonnes : car pour cet effet nous n'avons gueres que le lait, qui ne s'accommode pas facilement de tous les eftomacs, & il faut d'ailleurs en ufer fi longtems pour ne pas dire fans difcontinuer, dans ces acrimonies habituelles, qu'il y a peu gens qui veulent s'y affujettir. *L'incruftation* a été tentée à l'aide des abforbans, comme *l'antihectique* de Poterius, le *diaphoretique mineral*, les *yeux d'écreviffes*, &c. mais affez en vain. La faignée ne peut pas être non plus d'un grand fecours ici, où la maladie dépend d'un vice abfolu des folides ou des liquides. On peut cependant y avoir recours dans les tems où ces acrimonies fortent de leur degré ordinaire, & qu'elles caufent des accidens qui font du reffort de ce remede, comme des douleurs inflammatoires, une toux extraordinaire, &c. La faignée rabat la ferocité de ces acrimonies en rendant les humeurs plus cruës, pourvû que ce ne foit point une acrimonie fanieufe ou virulente, car la faignée peut encore moins dans ce cas que dans tout autre.

340.
Acrimonies paffageres.

Les remedes font plus avantageux, quand il n'eft queftion que d'acrimonie paffagere, foit bilieufe, foit mélancolique ; parceque la caufe ne perfiftant point, les remedes même ceux qui n'ont qu'un effet paffager , comme la faignée , les mucilagineux & les adouciffans, peuvent vaincre entierement ces fortes d'acrimonies, dans le détail defquelles nous n'entrerons pas, parceque dans la fection fuivante, nous parlerons de la plûpart des maladies qu'elles caufent.

Remarquons feulement ici que parmi ces acrimonies paffageres il y en a deux , dont on parle beaucoup , & qui exiftent rarement dans nos humeurs : c'eft l'acrimonie acide , & l'acrimonie alcaline.

    [2.]
Les acrimonies acide & alcaline font rares.

Cette derniere n'eft autre que l'acrinie des fucs parvenuë à un fuprême degré de putréfaction : on dira peut être qu'il n'eft pas toujours vrai que l'alcalifation foit un effet de la putréfaction , puifque fans cette caufe elle peut auffi avoir lieu , du-moins en partie. La femence de fenevé fans être putréfiée , & felon quelques-uns la bile , contiennent des fels déja fort alcalifés. La putréfaction ne confifte donc pas feulement dans l'alcalifation des fels, mais auffi dans la dépravation des huiles. Cet exemple ne tire point à conféquence ,

    *n*₂. 112.

    n°. 98.

H v

car à la referve donc de la bile de la véficule, nous ne connoiffons point d'humeurs fufceptibles d'acrimonie alcaline,
que par une putréfaction complette,
ce qui ne peut avoir lieu chez nous,
c'eft-à-dire dans nos vaiffeaux ; car la
mort arrive avant que nos humeurs
puiffent s'y corrompre à ce point.

Comme le jeu des vaiffeaux eft un
préfervatif contre l'acidité des humeurs, on comprend bien que celles
qui circulent, & qui font continuellement travaillées par l'action des vaiffeaux, ne peuvent devenir acides, joint
que dans nos vaiffeaux, les caufes qui
doivent concourir à une fermentation
aceteufe, n'ont point lieu : l'acidité devient donc impoffible à l'égard des humeurs qui font renfermées dans les
vaiffeaux.

Si nos humeurs fe trouvent atteintes de l'une ou de l'autre de ces dernieres acrimonies, je veux dire, alcaline ou acide, il faut qu'elles viennent
d'ailleurs, & fouvent c'eft des premieres voies, notamment l'acide ; mais dès
que celle-ci vient à paffer dans les vaiffeaux, elle y trouve fon correctif qui eft
le jeu même des vaiffeaux. On foupçonne que la plûpart des maladies des

enfans viennent de cette acidité, parceque les absorbans leur sont presque toujours salutaires: le bon effet de ces sortes de remedes dépend de ce qu'ordinairement leurs maladies viennent d'un lait qui s'aigrit dans leur estomac, ou qui y devient bilieux. Les absorbans conviennent très-fort dans l'un & dans l'autre cas: leur succès ne dénote donc pas plutôt une acidité qu'une dépravation bilieuse de ce même lait.

Nous remettons à la fin de cet ouvrage à parler des indications pour réïterer la saignée qu'on peut tirer de l'inspection du sang; parceque l'intelligence de cette matiere dépend de plusieurs choses qu'on n'a pas encore traitées.

SECTION TROISIEME.

Indications pour la saignée, prises des maladies qui dépendent tout ensemble, des effets reciproques des solides sur les liquides, & des liquides sur les solides.

CHAPITRE PREMIER.

DES EMBARRAS DE LA CIRCULATION.

341.
Deux causes generales des embarras de la circulation.

LEs interruptions de la circulation arrivent en deux manieres, par l'engorgement, ou par la constriction des vaisseaux ; car les liquides peuvent engorger les caneaux & s'y boucher à eux-mêmes le passage, & les canaux de leur côté peuvent aussi se resserrer & refuser le passage aux liquides. Ces deux causes,

342.
Ces deux causes fournissent des indications differentes.

l'engorgement & la *constriction* des vaisseaux, doivent être soigneusement distinguées, parcequ'elles fournissent des indications très-differentes. Le simple *engorgement* demande qu'on agisse sur les liquides mêmes, qu'on remuë, qu'on déplace, qu'on rende plus *meables* ces liquides qui bouchent, & qui engorgent les conduits. La *constriction* veut au-contraire qu'on s'attache aux vaisseaux, qu'on les relâche, qu'on leve ces étranglemens qui arrêtent les liquides. L'engorgement des vaisseaux vient de leur insuffisance, qui fait qu'ils se laissent engager ou accabler par les liquides qui leur sont envoiés; de maniere que ces liquides s'y trouvent comme en repos, ou sans agitation de la part de ces vaisseaux : ainsi point d'inflammation, point de vraie suppuration ; car toute inflammation vient de l'agitation extrème des liquides par l'action des solides. Le sang arrêté dans un lieu où il n'est pas fortement battu & agité, ne s'enflamme point, il ne se change point en pus, il se corrompt ; celui des *echimoses*, celui qui *s'extravase*, celui qui croupit dans ses vaisseaux, comme dans les dispositions *scorbutiques*, la matiere que donnent les abcès du foïe, qui ressemble plus à une lie de vin qu'à du pus, parceque la veine-porte, où réside presque tout le sang de ce viscere, n'a point d'action ; tous ces cas, dis-je, en fournissent des exemples si ordinaires & si sensibles, qu'il n'est pas permis de douter que l'inflammation du sang n'a point

343
Les effets differens de ces deux causes.

nº. 29. 30.

lieu fans l'action des vaiffeaux.

[2.]
*D'où dépen-
dent les em-
barras in-
flammatoires*

Il n'en eft pas de même du fang qui fe trouve arrêté dans les arteres, dont le jeu n'eft pas aboli ou empêché, où il eft au-contraire excité par quelque caufe irritante, comme lorfqu'un âcre fort actif & fort vif vient à irriter les capillaires arteriels, au point d'exciter des refferremens ou des contractions *fpafmodiques* capables de fermer le paffage aux globules du fang, furtout vers l'extrémité de ces capillaires, où ordinairement ce paffage eft déja naturellement fi étroit, qu'on remarque avec le microfcope, que les globules du fang font obligés de changer de figure & de s'alonger pour y paffer. Ainfi pour peu qu'une irritation vienne à froncer ces extrémités capillaires, le paffage s'y trouve immanquablement trop étroit pour ces globules. On comprend donc aifément, pourquoi un fel volatil, une huile effentielle, appliqués & retenus fur un partie faine, peuvent y caufer une inflammation ; pourquoi les cantharides prifes intérieurement fufcitent des inflammations dans les vifceres, furtout à la veffie ; pourquoi une vapeur putride retenuë, à qui l'on procure une fortie fubite, enflamme les poûmons de ceux qui la refpirent ; pourquoi un purgatif, particulierement un purgatif refineux pris dans une dofe exceffive, ou dans un tems de fiévre, porte l'inflammation dans les premieres voies ; pourquoi les remedes chauds, actifs, fpiritueux font fi nuifibles dans les difpofitions inflammatoires ; pourquoi au contraire les remedes relâchans & adouciffans y font fi falutaires. Toutes ces drogues inflammantes, dont je viens de parler, font trop fines, trop remuantes pour obftruer ou tamponner les paffages des liqueurs, ou pour fixer celles-ci. Il eft manifefte que ce ne peut être que par la crifpation qu'elles caufent dans les vaiffeaux, qu'elles peuvent interrompre la circulation, & caufer des inflammations d'autant plus confidérables qu'elles font fort irritantes, & qu'elles excitent violemment l'action des vaiffeaux.

On voit par ce détail combien il eft important de diftinguer dans le traitement des embarras de la circulation, la caufe qui les fait naître ; car que peut-on efperer de la faignée dans un fimple engorgement hors le cas de la plethore ? Ce n'eft que par la dimotion que la faignée peut être utile ici. Il eft

344. L'ufage de la faignée dans les interruptions de la circulation.

vrai que c'eſt cette dimotion que l'on a
toujours en vuë, quand on ſaigne dans
un embarras de circulation, quel qu'il
ſoit,& on compte entierement ſur la dépletion pour produire cet effet;parceque
l'on attend tout du vide que cette dépletion cauſe dans les vaiſſeaux,parceque ce
vide fait place au liquide arrêté, & rappelle de toutes parts les ſucs réſidans dans
les tuiaux où la plénitude eſt plus grande. Ainſi chaque fois qu'on cauſe un
vide dans quelques - uns de nos vaiſſeaux, il ſe doit faire un remuëment
dans les humeurs pour remettre l'égalité par tout. C'eſt de cette maniere qu'-
on prétend que la ſaignée retire les humeurs qui engorgent une partie. Mais
il faut faire attention que cette égalité,
dans laquelle ſe remettent nos humeurs
à chaque ſaignée, ſuppoſe par tout une
action égale dans les organes qui entretiennent leur mouvement, & partout une égale facilité dans les voies
qu'elles ont à parcourir, ſans ces diſpoſitions l'équilibre eſt rompu, l'inégalité peut ſubſiſter. La ſaignée eſt incapable d'y remedier, à moins qu'elle ne
commence par réparer l'équilibre dans
l'action des vaiſſeaux, & qu'elle ne
rende les voies également libres ; mais

[2.]
*Inutilité de
la ſaignée
dans les ſim-
ples en gorge-
mens.*

cet effet appartient-il toujours à la faignée? Si les liquides font arrêtés, par
exemple, dans une partie à caufe de
l'infuffifance des vaiffeaux, qui pour
cette raifon font hors d'état de tenir
contre l'affluence ou contre l'effort des
liquides, à quoi vous fervira la faignée
pour remettre ces liquides en mouvement. En diminuant, direz-vous, la
quantité de liquides, elle décharge du
moins en partie ces vaiffeaux affoiblis
& domptés par ces liquides, & on met
par-là ces vaiffeaux plus en état de re-
prendre le deffus, & de fe défaire de cette furabondance de liquides qui les en-
gorge. N'attendez point un fi bon of-
fice de la faignée; elle ne defemplit
point affez, & elle affoiblit les vaiffeaux
plus qu'aucun autre évacuant; auffi
l'expérience a-t'elle fait connoître le peu
de fuccès de ce remede dans les engorgemens *œdemateux, variqueux, fcorbuti-*
ques, & autres qui dépendent de la débilité ou de l'inertie des vaiffeaux.

Si l'engorgement vient de l'*immea-*
bilité ou du défaut de fluidité des fucs,
foit que ce défaut dépende de leur groffiereté, comme chez les mélancoliques, foit qu'il dépende de leur crudité, comme chez les pituiteux, la fai-

gnée aura encore rarement lieu, elle ne peut même pour l'ordinaire, fervir qu'à augmenter la caufe de ces mauvaifes difpofitions, qui dans ces temperamens dépendent toujours de l'infuffifance des vaiffeaux. Voiez ci-devant quels font les remedes que nous avons propofés dans tous ces cas.

n°.294.300.

Il n'en eft pas ainfi de la faignée, par rapport aux interruptions de la circulation qui viennent de la crifpation des arteres capillaires. Mais ce n'eft pas dans la vuë de defemplir les vaiffeaux,& de rendre plus menuës les colonnes du liquides qui les parcourent, afin qu'elles paffent plus à l'aife par toutes les routes qu'elles ont à parcourir,ce n'eft pas dans cette vuë,dis-je, qu'on doit ici avoir recours à ce remede : car outre qu'on n'obtient pas fuffifamment cet effet par les faignées, notamment quand elles font un peu difperfées, c'eft que quand même on l'obtiendroit, autant qu'on le fuppofe, il faudroit encore relâcher le refferrement de ces vaiffeaux capillaires, dont le calibre eft trop étroit pour fournir le paffage aux globules du fang ! On comprend que dans la plénitude même, le fang peut encore défiler, quoique plus lentement à la verité, par

[3.]
Avantage de la faignée dans les embarras par crifpation,

les vaiſſeaux capillaires , tant que ceux-
ci feront encore de meſure pour ſes
globules;mais il n'en ſera pas de même,
quelque déplétion qu'on croie avoir procurée par la ſaignée,lorſque ces vaiſſeaux
ſe trouveront toujours trop reſerrées
pour laiſſer du-moins paſſer ſimplement
ces globules en détail, ou ſeul à ſeul.
Il ne s'agit donc pas dans le cas préſent,
de meſurer les ſaignées par le volume
ou par la quantité du liquide qu'on tire ; c'eſt l'irritation & l'état des vaiſſeaux qui doit nous déterminer à pouſſer la ſaignée auſſi loin qu'il eſt néceſſaire, pour détendre ces vaiſſeaux déja
en contraction , ou prêt à s'y mettre
par la grande irritation qui s'y trouve ,
comme dans la vigueur d'une fiévre
continuë , où les vaiſſeaux ſont fort
tourmentés , où les liquides ſont en
feu, où les ſucs bilieux ſont exceſſivement travaillés , où quelque douleur
ſe fait vivement ſentir, où le pouls eſt
dur, & convulſivement concentré, où
les ſolides ſont agités de mouvemens
convulſifs , où une violente acrimonie
ſe fait appercevoir par une langue noire
& aride, par une peau ſeiche & brûlante, par une ſoif intolerable , tous
ſimptomes qui nous avertiſſent de nous

tenir fort en garde contre la *crispature* ou le froncement, & qui montrent par-conséquent le besoin d'avoir recours aux saignées, & de les répeter tant que ces accidens persistent dans un degré éminent.

Ce sont ces sortes d'accidens qui reglent encore plus que la plethore, ces grands Praticiens qui ne veulent pas attendre les signes d'une inflammation déclarée, pour se déterminer à la saignée, & qui sont fort attentifs à ce *strictum* universel qui domine dans les premiers tems, & dans la vigueur des maladies aiguës ; ce qui les oblige quelquefois à faire jusqu'à dix ou douze saignées & plus, dans des fiévres violentes, quoique ces fiévres détruisent déja beaucoup par elles-mêmes, la partie rouge de la masse du sang : destruction qui, je crois, ne contribuë pas peu, avec les saignées, au salut du malade. C'est par elle surtout que l'irritant se trouve un peu amorti ; c'est elle qui change presque tout l'état du malade ; car cette débilité dans laquelle elle jette nécessairement toutes les parties, procure un heureux relâchement qui rend aux vaisseaux, leur souplesse & leur calibre naturel.

CHAPITRE II.

Du Phlegmon.

LE *phlegmon est une inflammation sanguine qui fait éminence au-dehors, & qui s'étend profondément dans la partie qu'elle occupe.*

Il n'est point difficile, dès qu'on s'est fait de la plethore une juste idée, d'expliquer, comment cette inflammation en est quelquefois une suite; car d'un côté, lorsque la partie rouge, qui est la plus grossiere de toutes nos humeurs, surabonde, la masse du sang en devient moins coulante & moins *méable* : d'un autre côté les parois des vaisseaux deviennent engagés & contraints, & le calibre de ces vaisseaux diminuë, les passages en deviennent beaucoup plus étroits, la serosité est en partie exprimée par ce resserrement, & la masse du sang perd encore par-là de sa fluidité. Dans ces dispositions le moindre froncement suffit pour lui interdire le passage par les extrémités capillaires des arteres, c'est ce que la plethore peut encore susciter : elle empêche la dépu-

345.
Définition.

n°.229.230.

346.
La plethore peut causer le phlegmon.

ration ; ce défaut de dépuration, s'il est considérable, fournit bientôt *l'éretifme*, capable d'achever tout le mal.

347.
L'épaiffiffe-
ment du
fang ne peut
pas feul cau-
fer le phleg-
mon.

La condenfité, ou l'épaiffiffement du fang ne peut pas feul cependant, paffer pour la caufe de l'interruption de la circulation, qui fait le phlegmon; car outre que cette condenfité feroit indifferemment de toutes parts, un empêchement à la circulation, nous voions encore qu'il n'y a point de cas où le fang foit moins difpofé à s'enflammer, que quand il vient par fa groffiereté à engoüer & forcer les capillaires, & s'y accumuler. Ces placards qui fe forment par un fang de cette efpece, en differens endroits du corps, dans les difpofitions fcorbutiques, en fourniffent une preuve certaine. Ces inflammations fauffes formées par un gros fang mélancolique, qui font mattes, & qui ne parviennent jamais à une parfaite fuppuration, ne prouvent-elles pas encore que les tumeurs fanguines qui fe font par engorgement, font peu difpofées à s'enflammer.

348.
Le fang ar-
rêté ne peut
s'enflammer
que par l'ac-

Pour que le fang arrêté puiffe s'enflammer, il faut qu'il foit retenu dans des arteres, dont l'action ne foit ni abolie, ni empêchée : car, comme on l'a prouvé , le fang arrêté dans un lieu, où il n'eſt pas fortement battu, ne s'en- flamme point.

tion des vaiſſeaux.

n°. 343. [2.]

Cette verité qui eſt inconteſtable, me fait penſer préſentement, que , quoi- que les inflammations limphatiques puiſſent avoir lieu dans les arteres lim- phatiques, comme nous l'apprennent fort bien deux Medecins célebres qui ſe ſont expliqués en même tems ſur cette matiere, il eſt difficile néanmoins malgré pluſieurs faits qui ſemblent prouver l'intruſion des globules du ſang dans ces arteres, de ſe perſuader que ces vaiſſeaux puiſſent auſſi être le ſiege des inflammations ſanguines ; mais avant que d'en faire ſentir l'impoſſibili- té , faiſons quelques remarques ſur ces fait qui ne ſont pas fort concluans ici. C'eſt la rougeur que prennent certaines parties blanches, comme la graiſſe , la peau, le blanc des yeux, lorſque le ſang ſe trouve dans une agitation extraordinai- re, qui donne lieu de croire que la courſe impétueuſe des globules, les fait entrer dans les vaiſſeaux blancs, auxquels ils donnent leur couleur rouge, & par-con- ſéquent aux parties mêmes, qui par leur blancheur naturelle , paroiſſent n'être qu'un tiſſu de vaiſſeaux purement lim-

phatique. Par-là on a voulu expliquer
comment la graiffe devient rouge dans
les animaux qui ont extraordinairement
couru ; pourquoi la peau, furtout celle
du vifage & le blanc des yeux prennent
une couleur rouge & vive dans la co-
lere, dans la fiévre, &c. par-là enfin
on croit rendre raifon de cette rougeur
parfaite que prennent ces mêmes parties dans une inflammation. Mais tous
ces faits prouvent-ils bien que cette rougeur foit l'effet de l'intrufion des globules du fang dans les vaiffeaux purement
limphatiques ? Ne prouvent-ils pas au
contraire, que ces globules ont tant de facilité à parcourir ces prétendus vaiffeaux exfanguins, qu'il n'eft pas douteux que ces vaiffeaux ne foient encore
des arteres communes à la limphe &
au fang, des arteres fanguines à la verité
fi étroites, que les globules du fang ne
peuvent naturellement y paffer que feul
à feul, & dans ce cas point de rougeur
de leur part ; car les globules du fang
ne font rouges, que quand plufieurs font
entaffés ou raffemblés. Nous convenons
nº.179.(2.) quil fuffit néanmoins que quelques globules y paffent de plus qu'à l'ordinaire,
pour rendre rouges tous ces tuiaux qui
n'étoient que blancs & en apparence
entierement

entierement privés de fang, fans qu'il foit demontré pour cela, que ces tuiaux fuffent purement limphatiques ; car il n'eft pas même néceffaire pour que les globules y entrent & s'y amaffent, qu'il furvienne une agitation dans la maffe du fang ; qui l'attenuë & qui donne plus de mouvement à fes globules: la même chofe arrive dans le calme, & même dans le ralentiffement ; ce qu'on obferve quand la peau, par exemple, eft expofée à un grand froid, ou bien lorfqu'elle eft pendant un tems, comprimée en quelque endroit.

Quand même on auroit prouvé que les globules du fang pouroient s'infinuer dans les vaiffeaux purement limphatiques, on ne pouroit pas en conclure que ces vaiffeaux pouroient être le fiege d'une inflammation fanguine. Ces vaiffeaux ne font deftinés qu'à conduire les globulettes de la limphe, dont les plus groffes font fix fois plus petites que les globules rouges: la force, le calibre, l'action de ces vaiffeaux, tout y doit être proportionné à ces globulettes. Les globules du fang peuvent - ils entrer dans ces vaiffeaux fans les forcer, fans les engager, fans maîtrifer & interdire entierement l'action de leurs minces tuniques ? Que pouroit même faire cette action fur les globules rouges, fuppofé qu’elle fût libre ? Quelle proportion a-t’elle avec la maffe de ces globules? Cette intrufion des globules rouges dans les arteres limphatiques, pourroit, je l’avouë, entretenir ces *ophtalmies* habituelles, & fe trouver dans les *échimofes* qui arrivent au blanc de l’œil, où tous les petits tuiaux du tiffu de la membrane de l’œil, paroiffent molaffes, variqueux, & engorgés de fang : mais font-ce là des inflammations ? Ne font-ce pas plutôt de véritables congeftions fanguines ? Ainfi tout bien pefé, quand les globules rouges entreroient quelquefois dans les vaiffeaux limphatiques, il refulte toujours que ces vaiffeaux n’ont point affez de calibre pour contenir ces globules à l’aife, ni une action affez forte pour les enflammer.

249.
La forma-
tion du pus.

Les phlegmons s’étendent fi profondément dans les parties qu’ils occupent, que le fang fe trouve néceffairement arrêté dans des capillaires arterielles confidérables, & capables d’agir fortement fur les globules du fang, de les écrafer les uns contre les autres, de les défaire entierement, & de les convertir en pus. Cette transformation du

ſang en pus, ne conſiſte pas ſeulement
dans la défiite des globules, qui ne
fournit encore qu'une matiere glaireuſe, qui n'eſt miſcible avec aucun de nos
ſucs ; il faut que cette matiere perde ce
caractere glaireux à force d'être cuite
par la chaleur de l'inflammation, & tour-
mentée ou briſée par le jeu des vaiſſeaux,
juſqu'à ce qu'elle puiſſe ſe mêler avec
les ſucs gélatineux & graiſſeux, pour
former enſemble une humeur qui n'eſt
point putride, mais qui eſt plus ou
moins ſuſceptible de putréfaction, ſelon que la matiere du ſang entre plus
ou moins dans ſa compoſition ; parceque celle-ci ne peut y entrer qu'a-
près avoir ſouffert violemment & longtems l'action des vaiſſeaux, qui la diſpoſe de plus en plus à la putréfaction.
Il n'eſt pas douteux que les ſucs gélatineux ne ſe joignent à la matiere du
ſang pour former le pus: les ſuppurations
qui augmentent dans les plaies & dans
les autres cas de ſuppuration, auſſitôt
que les malades s'écartent un peu du
regime exact qu'ils doivent obſerver ;
l'odeur du pus qui, lorſqu'il commence à s'alterer, devient en partie fœtide,
& ſent en partie le ſur comme du lait
clair croupi, nous prouvent l'alliage de

[2.]
Humeurs qui
fourniſſent la
matiere du
pus.

ces sucs gélatineux avec la matiere du sang pour former le pus. Les graisses y ont bonne part aussi, puisque presque toujours le siege des abcès est dans les tissus graisseux, où l'on trouve la graisse confonduë sans distinction avec le pus.

350.
Les tumeurs phlegmo- neuses ma- lignes, fu- roncles, char- bons, antrax.
Si l'inflammation phlegmoneuse est suscitée par une matiere étrangere & fort acre, qui continuë d'exciter dans les vaisseaux, une irritation & un jeu assez violent pour causer une chaleur si excessive, qu'elle torrefie & brûle la matiere du sang & des autres sucs albumi- neux, avant que ceux-ci puissent se con- vertir en pus, il se formera une matiere sanguinolente, inégale, grossiere, racor- nie & quelquefois même comme caute- terisée, comme il arrive dans les furon- cles, dans les charbons, dans les an- trax, &c.

351.
La saignée est un reme- de indispen- sable dans le phlegmon.
Il est très-difficile que le phlegmon puisse se resoudre sans la saignée, qui est un remede auquel nul autre ne peut suppléer ici; delà vient que cette espe- ce d'inflammation suppure ordinaire- ment: car rarement on y emploie les saignées aussi promptement & aussi abondamment qu'il faudroit, surtout quand elle est placée dans les parties

graisseuses, où l'épanchement se fait
très-facilement, parceque le pus qui
se forme sous l'action des vaisseaux,
s'insinuë à mesure dans les celules graiss-
seuses qui ne peuvent longtems tenir
contre son affluence. Si la plethore est
la principale cause du phlegmon, les
vaisseaux se trouvent tellement engagés en toutes manieres, que ce ne peut
être que par une soustraction fort considérable de la partie rouge, qu'on peut
rendre la masse du sang assez sereuse
& assez fluide, pour que cette partie
rouge qui contribuë à l'étranglement &
à l'embarras, se trouve innondée ou détrempée au point d'être facilement dé-
placée & entraînée par son véhicule devenu plus abondant. Tout dépend donc
ici de débrider au-plutôt les vaisseaux, &
de rendre le sang fort aqueux, coulant &
moins inflammable. Y a-t'il d'autre
moien que d'abondantes saignées pour y
parvenir aussi surement & aussi promptement qu'il est nécessaire ?

Quoique la saignée soit le principal
remede que l'on puisse emploier pour
procurer la résolution du phlegmon,
on ne doit pas manquer néanmoins de
la seconder par les autres remedes, dont
l'expérience nous a fait connoître l'u-

tilité. Ces remedes se sont trouvés de differens genres ; ce qui a obligé d'en faire deux classes, & on a jugé à propos de nommer les uns *repercutifs*, & les autres *resolutifs*, selon l'effet qu'on leur a attribué, quoiqu'en rigueur on ne puisse pas leur assigner aujourd'hui d'effet qui réponde au juste à ces noms.

Les *repercutifs* sont des astringens qui repoussent le sang qui se porte sur la partie malade, en resserrant les vaisseaux sanguins, dans toute l'étenduë que ces vaisseaux occupent dans la partie où ces remedes sont appliqués. Par ce resserrement, ils empêchent non-seulement une partie du sang qui aborde en cet endroit, d'entrer dans ces vaisseaux resserrés ; mais ils forcent celui qui y est arrêté, d'enfiler les vaisseaux collateraux où la circulation n'est pas empêchée. D'ailleurs ils sont capables de réprimer ou d'amortir l'acre fronçant qui suscite l'inflammation, & de réfréner l'activité des humeurs irritantes & enflammées. Ce sont des remedes rafraîchissans, légerement austeres ou acereux, & fort aqueux : tels sont la *joubarbe*, la *vermiculaire*, le *pourpier*, la *laituë*, la *morgeline*, la *moreile*, le *frai* de *grenouille*, & autres rafraîchissans ; mais surtout il faut éviter

ceux qui sont trop astringens , parceque leur astriction extrême , augmenteroit la constriction des capillaires arteriels. Il ne faut pas non plus y appliquer
des acides trop vifs qui pouroient exciter davantage l'irritation;mais les acides
fermentés , ou les aigrelets végétaux
fort détrempés dans les eaux distillées
de quelques - unes des plantes qu'on
vient de citer , peuvent beaucoup servir à temperer les matieres irritantes
qui entretiennent l'inflammation. L'u-
sage des repercutifs n'a lieu que dans le
commencement de la maladie : car
quand l'inflammation ne cesse pas de
faire du progrès , malgré ces remedes ,
il faut avoir recours à ceux qui sont capables de relâcher l'étranglement, qui
arrête le cours du sang dans les capillaires arteriels.

Les résolutifs qui conviennent dans
le phlegmon , ne sont pas fort nom-
breux ; mais heureusement ils ne sont
ni chers, ni rares : ils se trouvent partout, en tout tems , & pour toutes sortes de personnes. Nous n'avons rien qui
égale en ce genre,les cataplasmes de lait
& de mie de pain , les cataplasmes des
quatre farines cuites dans de l'eau ou du
lait. Ces remedes farineux renferment

[3.]
Resolutifs.

une huile mucilagineuſe, relâchante qui
raſſoupit les vaiſſeaux, & qui fait quiter
priſe au froncement. Le lait qui eſt doüé
des mêmes qualités , contribuë auſſi
beaucoup à l'efficacité des premiers ,
mais de plus ces remedes contiennent
de part & d'autre , un ſel aceſcent qui
leur donne le même avantage qu'on
trouve dans les repercutifs. Auſſi les
plus célebres Praticiens ont-ils tout-
d'un coup recours à ces cataplaſmes.
Ils ſont doüés d'une double vertu qui
ſatisfait en meme tems , aux indications
que l'on a à remplir de la part des liquides & de la part des ſolides.

[4.]
*Fauſſe idée
de la réſolu-
tion.*

C'eſt l'expérience ſeule qui a fait connoître l'excellence de ces remedes : car
l'idée qu'on s'eſt toujours fait de la ré-
ſolution des tumeurs, ne conduiſoit nul-
lemement à l'uſage de ces remedes. Ce
ſont des aceſcens & relâchans qui n'ont
rien de cette vertu attenüante , inciſive,
pénétrante , & propre à ſubtiliſer l'humeur & à faire évaporer par les pores de
la peau, comme on a penſé que font les
remedes réſolutifs, tels que ſont tous les
remedes remplis de ſels volatils, d'huiles
étherées ; les liqueurs ſpiritueuſes chargées d'huiles alkooliſées , & d'huiles eſ-
ſentielles ou d'huiles étherées diſtillées ,

quoique ces prétendus réfolutifs ci n'aient eux-mêmes aucunement la vertu qu'on leur attribuë; car loin de diffoudre & d'atténuer le fang, ils l'épaiffiffent & le condenfent pour la plûpart. L'efprit de vin qui eft une huile alkoolifée, l'huile de terebenthine qui eft une huile étherée diftillée, mêlées avec notre fang, le coagulent : les alcalis volatils n'y operent pas de changement fenfible, tandis que les acides pris des végétaux, & que l'on croit incraffans par rapport au fang, le diffolvent bien mieux que les remedes volatils. Ainfi ceux qui ordonnent des remedes, actifs, fpiritueux, aromatiques, dans le deffein de diffoudre, d'atténüer, & de faire tranfpirer le fang arrêté dans une inflammation, n'arrivent pas à beaucoup près, au but qu'ils fe propofent. Ces remedes font feulement des ftimulans violens, qui n'agiffent qu'en irritant les folides, & qui font, comme on l'a déja dit, capables d'augmenter beaucoup l'inflammation & d'en caufer même où il n'y en a point.

On poura dire que ces remedes en excitant le jeu des vaiffeaux ; procurent le même effet que s'ils attenuoient fes humeurs en agiffant fur elles immédiatement, parce que l'action augmentée des vaisseaux, les brise & les subtilise. Cet effet peut avoir lieu à l'egard des tumeurs *œdemateuses* causées par une crudité pituiteuse; mais il n'en est pas de même du sang qu'un jeu trop violent racornit. Si l'action violente des vaisseaux étoit un remede contre l'inflammation, la maladie feroit à elle-même fon propre remede, puifqu'elle confifte dans cette action même devenuë exceffive: il ne feroit pas nécéfaire d'avoir recours à des remedes capables d'exciter cette action déja trop animée.

[4.] *Anodins.* Il y a d'autres remedes qu'on met auffi au rang des réfolutifs, mais qui ne font pas irritans, comme ceux dont on vient de parler; ce font des adouciffans anodins, médiocrement relâchans, qui peuvent convenir dans le cas préfent: tels font le *boüillon blanc*, les *fleurs* de *fureau*, de *melilot*, de *lis*, de *violette*, de *jufquiâme*, &c. que l'on fait boüillir dans du lait.

[5.] *Emolliens.* Les émolliens mêmes ont quelquefois lieu pour faciliter la réfolution des inflammations, furtout quand l'inflammation eft interieure: alors on applique au-dehors, des cataplafmes faits avec la *parietaire*, la *mauve*, la *guimauve*, l'*acanthe*, la *graine de lin*, de *fenugréc*, l'onguent *d'althea*, &c. Le *bain* s'emploie aussi en pareil cas avec succès. Quand l'inflammation est peu ardente, on peut avoir recours aux huiles grasses qui sont ce qu'il y a de plus relâchant ; mais elles ne peuvent gueres avoir lieu, que dans les inflammations blanches ou limphatiques : les inflammations sanguines sont toujours trop allumées, elles détruisent le caractere bienfaisant de ces huiles, & elles les rendent terriblement inflammantes.

On n'emploie gueres ici les remedes gras & onctueux, que quand on veut procurer la suppuration ; parcequ'en excitant l'inflammation dont la suppuration est proprement l'effet, ils empêchent en même tems le racornissement des sucs albumineux, & attendrissent beaucoup les solides. On ajoute souvent aux remedes gras les gommes & les résines émollientes & stimulantes, pour hâter davantage la suppuration. Quand l'inflammation n'est pas assez animée, on en vient aux caustiques vers la fin, pour achever par une plus grande irritation, la confection du pus, auquel on donne issuë en même tems par le moien de ces remedes brûlans : mais ces violens irritans n'ont

[6.]
Suppuratifs.

nº. 336.[2.]

[7.]
Caustiques.

point lieu dans les vraies phlegmons, où l'inflammation est toujours assez vive & assez disposée à convertir les humeurs en pus ; on s'exposeroit à la gangrene si on irritoit trop. Cest-pourquoi ces caustiques n'ont gueres lieu que dans les inflammations des glandes, qui sont décidées pour la suppuration, & où elles parviennent, quelquefois cependant très-difficilement.

CHAPITRE III.

DE L'ERESIPELE.

252.
Définition.

L'erefipele et ordinairement produit par la bile excrémenteuse retenuë.

n°.170.336.

L'Eresipele est *une inflammation superficielle & très-vive, qui vient surtout à la peau & aux parties membraneuses.* Cette inflammation attaque principalement ceux qui sont d'un temperament vif & bilieux ; car pour peu que l'excrétion de la bile excrémenteuse ne se fasse pas exactement, cet excrément devient bientôt par son acrimonie, incompatible avec les tuniques des plus petits capillaires arteriels qui vont se terminer à la surface des parties ; il irrite & fronce ceux de ces capillaires sur lesquels il trouve plutôt prise, & il y excite par ce moïen une inflammation superficielle à la verité ; mais d'autant plus ardente, que l'irritant eft fort actif, & que le fang dans ceux qui font fujets à cette maladie, eft fort mobile & fort vif. On fçait combien dans les maladies aiguës, cet excrément eft actif & inflammatoire, puifque de tout tems on a obfervé que quand il manque à fe féparer par les urines, il porte bientôt l'inflammation dans quelque partie, furtout aux membranes du cerveau. Auffi rien n'inquiete-t'il plus, dans les maladies aiguës, que des urines, qui de fonceés & bilieufes, deviennent claires & pâles ; elles annoncent ordinairement un délire phrénétique ou autres accidens inflammatoires.

Aujourd'hui qu'on a bani d'ici les acides coagulans tant en vogue chez *Ethmuler*, chez Verduc, & chez la plûpart des Auteurs de leurs tems, & qu'on eft convaincu que dans les affections *érefipellateufes*, les liquides font trop agiles, & trop deliés pour boucher les vaiffeaux ; il faut de néceffité avoir recours à cette irritation fronçante, que nous avons été forcés de reconnoître, pour être la caufe la plus ordinaire des inflammations. Et l'on voit par-là, combien les remedes fpiritueux & actifs, que ces Auteurs ont recommandé contre ces

354.
Remedes contre l'érefipele.

prétendus acides , & les coagulations
qu'ils caufent, font pernicieux.Ceux qui
ont un peu pratiqué, & qui ont donné
dans ce travers , ont dû aifément le
remarquer. Je l'ai depuis peu obfervé
bien manifeftement,à l'égard d'une érefipele phlegmoneufe qui occupoit toute
la jambe d'une fille que j'ai traité dans
notreHôpital.J'avois ordonné avec fuccès une légere décoction de guimauve
avec environ un huitiéme d'eau de vie.
Je jugeai à propos , lorfque la grande
ardeur fut un peu appaifée , & que
la tumeur parut un peu œdemateufe
[comme il arrive aux inflammations
qui commencent à fe refoudre] d'augmenter la dofe de l'eau de vie , afin de
hâter la réfolution que je m'imaginai
devoir fe faire en fubtilifant & difcu-
tant l'humeur. Cette eau de vie caufa
tant de defordre, qu'en une nuit l'éri-
fipelle devint plus confidérable qu'auparavant ; je fus obligé pour appaifer la
douleur devenuë extrémement vive ,
d'y appliquer les cataplafmes anodins ,
faits avec le lait , la mie de pain & le
faffran, qui réparerent bientôt le defordre. Les eaux diftillées des plantes rafraîchiffantes, auxquelles on ajoute un
peu de vinaigre , même l'oxicrat fim-

ple font auffi fort utiles dans l'érésipelle,
parceque les acides fermentés mode-
rent l'humeur bilieufe, fans fixer ni
épaiffir les humeurs. L'eau de fon côté,
eft un relâchant très-efficace, du-moins
lorfqu'elle eft tiede. On y ajoute quelquefois un peu d'eau de vie au lieu de
vinaigre; cette eau de vie ainfi noïée,
donne à l'eau quelque chofe de huileux
& de volatil qui la rend plus infinuante.

Il faut furtout éviter de ne rien mettre fur les érésipelles, qui tendent à les
faire fuppurer; car on s'expofe en irritant le mal, d'y attirer la gangrene. De
plus, ce genre d'inflammation produit
rarement du pus, parcequ'il ne réfide
que dans les plus petits capillaires arteriels, où la partie rouge fe trouve en
très-petite quantité dans un véhicule
extraordinairement bilieux. Le jeu de
ces petits capillaires irrités, rend ce véhicule de plus en plus irritant & capable de décompofer infenfiblement le
peu de globules rouges qui s'y trouvent. Les fucs limphatiques qui réfultent de la décompofition de ces globules, & ceux qu'ils accompagnoient,
font détruits & pervertis par l'inflammation, quand elle va jufqu'à la fuppuration en matiere ichoreufe; c'eft-à-
dire, en une liqueur putride, clai-

355.
L'érésipelle
parvient ra-
rement à
une fupura-
tion louable;
elle eft ordi-
nairement
ichoreufe.

356.

Usage de la saignée dans l'érésipelle.

re , acre & très - malfaisante.

La saignée s'offre d'elle - même dans cette maladie, pour temperer l'humeur bilieuse devenuë trop mordicante , & pour affoiblir & relâcher les capillaires froncés. A parler en rigueur, le fond de l'indication semble n'être pas toujours ici absolument le même que dans le phlegmon; car dans celui ci, on doit pour l'ordinaire, tendre directement à degarnir au-plutôt la masse des humeurs , de la partie rouge qui surabonde, qui la rend trop épaisse, trop disposée à engager les parois des vaisseaux , & à se laisser arrêter. Dans l'érésipelle, c'est uniquement l'activité & le froncement qu'on doit immédiatement avoir en vuë ; & alors les grandes saignées sont préférables au grand nombre, parceque dans les saignées qui sont poussées presque jusqu'à la sincope, le sang abandonne beaucoup les capillaires. Cet effet se remarque bien sensiblement par cette pâleur qui se répand à la surface du corps de ceux qui sont prêts à tomber en foiblesse : on s'en apperçoit surtout en ceux qui ont une érésipelle au visage, & qui se trouvent mal dans une saignée : car la rougeur de l'érésipelle s'efface presqu'entierement. Cette décharge produit alors une détente &

[2.]

Les grandes saignées sont préférables au grand nombre, dans les inflammations , surtout dans l'érésipelle.

une *flaccité* dans ces capillaires, qui y abolit presque toute crispation.

On peut cependant dire en général, que quand il s'agit d'inflammation, les grandes saignées, ou les saignées promptement repetées, sont bien plus salutaires, qu'un grand nombre de petites saignées écartées, qui toutes ensemble les surpasseroient par la quantité de sang qu'elles enleveroient. Dans les *esquinancies* un peu jugulantes, les malades permettent volontiers qu'on leur tire du sang à discretion. J'en ai quelquefois tiré dans le commencement de ces maladies, à des personnes robustes, jusqu'à trente onces chaque saignée, & rarement a-t'il été alors nécessaire d'y retourner bien des fois. Il paroît en pareil cas, fort indifferent que ce soit au pied ou au bras que l'on saigne : je suis persuadé que le plus grand merite de la saignée du pied, ou du-moins celui qui lui a donné le plus de crédit, vient de ce qu'on est plus maître dans la saignée du pied, de tirer beaucoup de sang, que dans les saignées du bras, où les palettes fixent des bornes que les malades, ou ceux qui s'y interessent, ne permettent pas de passer. La saignée du pied a encore cet avantage ; c'est

que lorfqu'on commence à s'effraier du
nombre des faignées du bras qu'il a fa-
lu pouffer loin, fans être encore parvenu
à la quantité néceffaire ponr fauver le
malade, fon s'imagine affez facilement
que la faignée du pied poura enfin être
plus falutaire que celle du bras. Cette
prévention en faveur du changement,
fait que nous obtenons encore volontiers quelques faignées qui achevent de
vaincre le mal : alors route la victoire
eft attribuée à la faignée du pied ; & il
eft affez à propos de laiffer le public
dans cette illufion. Au refte les jeunes
Praticiens doivent, fur ce que nous
venons de dire, faire attention que la
regle générale de faire les faignées de
trois palettes, a fouvent peu de rapport avec la maladie, le temperament
& la force du malade ; & qu'on ne
ne doit pas être fi mefuré, lorfqu'il
s'agit de furmonter, dans un fujet ro-
bufte, une inflammation fort perilleu-
fe & fort preffante : car c'eft, pour
ainfi dire, le feul remede fur lequel on
puiffe compter, furtout lorfqu'il eft queftion d'une inflammation interieure ; &
entr'autres d'inflammations érefipela-
teufes qui tendent beaucoup à la gangrene.

CHAPITRE IV.
DU SCHIRRE.

LE schirre *est une tumeur dure &*
sans douleur, qui arrive surtout à une
partie glanduleuse, dont elle augmente
peu-à-peu extraordinairement le vo-
lume. L'humeur mélancolique fournit, comme on l'a remarqué, ces récrémens qui doivent servir d'enduit
à tous les petits passages de chaque
glande destinée à la sécrétion de quelque humeur. Si cet enduit vient par
quelque cause que ce soit, à encrasser
les filieres d'une glande, l'obstruction
se fait & augmente peu-à-peu ; la glande embarrassée s'endurcit & grossit
etonnamment. C'est à quoi le *pan-*
creas, les glandes salivaires, *le foie*,
surtout les glandes *lactées*, *mammai-*
res, *mésenteriques*, &c. sont fort sujettes, parceque la substance caseuse
qui est fort susceptible de concrétion,
s'engage aisément dans ces dernieres
glandes. Les glandes *limphatiques* y sont
moins exposées, parcequ'elles donnent passage à une liqueur très-fine,
très douce & très coulante. Ces glandes n'ont besoin d'enduit tout au plus

357.
Définition.

n°. 173.

358.
Le schirre
est ordinai-
rement cau-
té par l'hu-
meur me-
lancolique.

que pour 'y rendre les passages plus glissans. C'est pourquoi s'il arrive des tumeurs simplement *schirreuses* aux glandes des aînes, des aisselles, c'est presque toujours par quelque cause étrangere ou par quelque *virus.*

359.
Indication pour la saignée dans le schirre.

L'expérience nous apprend que, surtout à l'égard des adultes qui ont un bon temperament, la saignée est très-utile dans les schirres naissans. Combien de fois n'a t'on pas vû que les saignées secondées du bain & des autres remedes convenables, & repetées jusqu'à sept ou huit fois & plus, dans le commencement des tumeurs glanduleuses qui arrivent aux mammelles, en ont entierement procuré la résolution? De pareils exemples doivent nous engager à ne pas négliger la saignée dans les premiers tems des tumeurs simplement schirreuses, & qui ne sont point l'effet de quelque maladie, qui mette le malade hors d'état de pouvoir être secouru par ce remede. Les saignées rendent la masse du sang plus sereuse, & font qu'elles détrempent peu-à-peu l'humeur qui s'est embarassée : d'ailleurs elles rendent plus libre le jeu de la glande, qui alors peut parvenir à se dégager, & à se décrasser infenfiblement. On tenteroit envain cette voie dans les fchirres anciens , ou dans les vrais farcômes, où l'humeur eft tellement fixée, que véritablement elle fait corps avec les folides. On doit mê-me être fort attentif à ne pas irriter cette humeur par aucun émollient capable de la conduire à fuppura-tion ; car cette humeur qui a long-tems croupi, prend facilement un mau-vais caractere , lorfqu'elle vient à re-muer : elle eft d'ailleurs fi peu fufcep-tible d'inflammation , qu'elle ne peut fe convertir en pus. La fuppuration qui arriveroit alors , feroit l'effet de quel-que mouvement fpontané , putréfiant, qui,au-lieu du pus, produiroit une fanie ou un virus , à quoi l'accès de l'air contribueroit encore beaucoup , dès que la tumeur viendroit à s'ouvrir.

Le fchirre en comprimant les capil-laires arteriels , qui avoifinent, & qui pénétrent la glande fchirreufe , caufe quelquefois une inflammation auffi pro-fonde que le fchirre ; & ce fera alors un fchirre phlegmoneux. Si la plethore a quelque part à *l'infarftion* de la glan-de , & que l'inflammation faffe le prin-cipal de la tumeur, ce fera un phleg-mon fchirreux. Dans l'un & dans l'au-

360.
Le fchirre phlegmo-neux , & le phlegmon fchirreux.

tre cas, la ſaignée eſt le remede le plus efficace, pourvû qu'on ne la menage pas trop. Cependant il arrive ſouvent que, malgré toute la diligence qu'on puiſſe y apporter du côté des ſaignées, ces tumeurs ſe portent du côté de la ſuppuration; alors l'inflammation eſt avantageuſe, pour rendre cette ſuppuration plus louable: on doit même l'exciter juſqu'à l'ouverture de l'abcès, que l'on doit encore, pour la même raiſon, procurer par le cautere préférablement à l'inſtrument tranchant.

✥✥✥✥✥.✥✥✥✥✥✥✥✥✥.✥✥✥✥✥

CHAPITRE V.

De l'œdeme.

961.
Définition. L'Oedeme *eſt une tumeur molle, pâle, indolente, où les doigts qu'on y appuie, laiſſent leur impreſſion.* On comprend aiſément qu'une pituite trop glutineuſe & trop cruë, qui s'embarraſſe dans les tiſſus cellulaires, & dans d'autres tuiaux *exſanguins*, qui les relâche, & qui les dilate, eſt plus vraiſemblablement, que toute autre humeur, la cauſe de cette maladie. On ſent bien auſſi que la ſaignée, à cauſe de la crudi-

té de l'humeur , & d'une forte d'infuffifance dans les folides engorgés , ne peut
convenir ici , fi ce n'eft dans ces enflures œdemateufes, dont nous avons parlé , qui font caufées par la plethore.

L'œdeme, comme le fchirre, eft fouvent accompagné d'inflammation ; parceque toutes ces tumeurs, quand elles
fe font promptement , compriment les
capillaires arteriels. Dans l'œdeme ce
font principalement ceux de la peau qui
font comprimés ou étranglés par l'extrême tenfion que la peau fouffre alors ;
ce qui produit une efpece d'érefipele.
Néanmoins cette forte d'inflammation
n'indique pas la faignée , parceque ce
remede augmenteroit l'œdeme qui eft
ici la caufe de cette érefipele. Si quelque
froncement avoit cependant beaucoup
de part à l'inflammation , celle-ci pouroit être alors le principal objet de la
maladie ; en ce cas ce feroit une érefipele œdemateufe, où la faignée pourroit être très-utile , fuppofé qu'une intemperie phlegmatique générale ne s'y
oppofât point. C'eft dans l'œdeme où
les remedes qu'on appelle réfolutifs,
ont véritablement lieu ; & ceux qui
font les plus actifs, y font d'autant plus
de mife , qu'il s'y trouve peu ou point

d'inflammation. Ces remedes excitent l'action des solides sur une humeur qui, faute d'être allez travaillée, est froide, lente, & visqueuse. Le jeu des vaisseaux devenu plus considérable, dompte cette crudité, & rend l'humeur plus agile. Les cataplasmes faits avec les *quatre farines*, où l'on joint les fleurs de *camomille* & *de melilot*; les *femences carminatives*, comme celle de *fenoüil*, *d'anis*, de *daucus*, &c. les baies de *genievre*, de *laurier*, les *plantes aromatiques feches*, toutes ces choses pulverisées & cuites dans du vin, sont préférables à tous autres remedes. On peut y ajouter l'huile de brique & le favon noir, selon qu'il est nécessaire de rendre ces cataplasmes plus ou moins actifs; car il faut avoir égard à l'inflammation, s'il y en a. Les cataplasmes sont préférables ici à toute autre genre de formules, surtout aux liqueurs, parceque les premiers entretiennent mieux la chaleur de la partie qui est languissante; au-lieu que les liquides se laissent facilement refroidir, dans un cas où ils ont plus besoin de chaleur que dans toutes autres circonstances, pour agir. On doit au-surplus emploier intérieurement des *diuretiques* puissans &

des

des purgatifs *hidragogues* , & les repeter souvent.

✣✣✣✣✣✣✣✣ ✣✣✣✣✣✣✣

CHAPITRE VI.

DE L'INFLAMMATION BLANCHE
OU LIMPHATIQUE.

Cette inflammation se remarque
par un gonflement avec tension
sans rougeur , mais avec une douleur
tensive , souvent assez aiguë, & ordinairement sans pulsation. Cette espece
d'inflammation arrive souvent au visage , surtout aux environs de la bouche
& des oreilles. On la désigne ordinairement sous le nom de fluxion : la douleur & la tension la font aisément distinguer de l'œdeme, avec lequel elle
convient d'ailleurs , en ce qu'elle laisse
la peau dans sa couleur naturelle , surtout quand l'inflammation sanguine ne
s'y joint pas. Les inflammations *Ar-*
thritiques , Rheumatisantes, Catarrha-
les, font de ce genre. Il paroît qu'on ne
peut se donner une idée plus juste de la
nature de ces inflammations , que celle
que nous en donne la nouvelle hipothese

363.
Fluxion, ca-
tarrhe, rhu-
matismes &
goute.

K

des inflammations dans les arteres limphatiques, en se bornant seulement à
l'interruption du cours des limphes
dans ces arteres, causée par un acre
fronçant qui a prise sur ce genre de
vaisseaux exsanguins. Cette sorte d'inflammation ne cause jamais par elle-
même beaucoup d'ardeur, ni de suppuration, parceque le jeu de ces petites arteres, n'est pas assez violent pour
produire des effets si considérables :
aussi ces inflammations durent quelquefois très-longtems, sans presque apporter dans la partie malade, d'autre
changement que la douleur & l'impuissance d'agir pendant la maladie. C'est
ce dernier inconvenient qui rend ces
sortes d'inflammations fort dangereu-
ses, lorsqu'elles attaquent des parties,
dont les fonctions sont continuellement
nécessaires à la vie ; comme les poûmons, l'estomac, les intestins, la vessie & semblables.

L'opiniâtreté, les recidives plus ou
moins fréquentes de ces inflammations,
qui dépendent surtout de l'acre qui les
suscite, montrent que cet acre vient
plutôt du sel essentiel de nos humeurs,
que de leur sel volatil, huileux ou bilieux ; car ce dernier s'adresse fort bien

364.
C'est le sel essentiel de nos humeurs qui fournit l'acre fronçant des inflammations blanches.

aux capillaires arteriels fanguins, où il excite des inflammations fanguines des plus vives ; au-contraire le fel effentiel, comme on l'a remarqué plufieursfois, ne caufe que des douleurs vagues, pareilles à celles du rhumatifme.

Il paroît auffi que cette faumure, ou ce *ferum*, qui fe charge d'un fel effentiel dont nos humeurs doivent fe débarraffer continuellement, doit y avoir beaucoup de part, lorfqu'il manque d'être totalement expulfé par fes vrais excrétoires, & qu'il vient à chercher paffage par des couloirs qui ne font point deftinés pour lui. Delà vient que la tranfpiration en partie empêchée par un froid humide, eft ordinairement fuivie de toux, de rheume de poitrine, de cerveau, d'écoulemens acres par le nez : mais fi la tranfpiration venoit à être entierement, & tout-à-coup fupprimée dans un tems où les humeurs font fort agitées, les matieres retenues alors plus actives & plus bilieufes, ne produiront pas fimplement une inflammation limphatique de poitrine, mais même une inflammation fanguine c'eft-à-dire une *pleurefie*, ou une *peripneumonie*.

L'acre fronçant qui produit des in-

365.
La caufe des maladies catarrhales, le rheume, la toux, le coriza.

366.

La cause de la goute & du rhumatilme.

flammations *artritiques*, paroît venir des récrémens lubricans des jointures, auxquels leurs fécrétoires permettent le paffage, avant qu'ils foient parfaitement dépoüillées de leur fel. Ces récrémens irritent les parties nerveufes de ces jointures, au-lieu de les lubrifier & de les défendre. Cette irritation fufcite une inflammation dans les vaiffeaux exfanguins de ces parties : inflammation qui dure jufqu'à ce qu'une humeur plus douce vienne prendre le deffus, & envelopper parfaitement ces fels. L'inflammation elle-même contribuë beaucoup à ce changement, parcequ'elle procure ici une efpece de coction, qui adoucit l'acrimonie de ces récrémens ; & les fécrétoires alors fort fenfibles & en contraction, ne permettent le paffage tout au plus qu'à d'autres récrémens qui n'ont aucune acrimonie. Delà vient que plus l'inflammation & la douleur font confidérables, plutôt *l'invifcation* de l'acre fronçant a lieu, plutôt la maladie eft guérie, moins les récidives font fréquentes. C'eft ce qui a fait dire que la douleur même eft le remede de la goute. *Dolor in hoc morbo eft amariffimum naßuræ pharmacum.* Le rhumatifme fem-

ble avoir fouvent auffi la même caufe.
Il eft néceffaire que les membranes des
mufcles qui agiffent, & qui fraient continuellement les uns fur les autres,
foient fans ceffe humectées de cette liqueur vaporeufe légerement onctueufe
& parfaitement dénuée de fels, dont
nous avons parlé ailleurs. Si cette rofée
refte encore un peu empreinte de parties falines, elle irrite ces membranes,
& les tient en inflammation, tant que
cette rofée entraîne avec elle des particules falines.

La faignée ne doit pas avoir tant de
prifes fur ces inflammations, que fur les
inflammations fanguines, parceque le
fiege de ces premieres eft dans un genre
de vaiffeaux, où la fpoliation que produit la faignée n'a point lieu, & ce
n'eft que par contre-coup qu'elle peut
agir fur ces vaiffeaux, & même pour
cet effet faut-il qu'elle foit abondante :
car ce n'eft qu'en rendant le fang plus
crud & plus aqueux, qu'elle peut af-
fouplir & détendre ces petits tuiaux
froncés. C'eft pourquoi quelques-uns
ont remarqué, que la faignée ne fou-
lageoit dans le rhumatifme, que lorfqu'on la pouffoit fort loin. Mais comme cette maladie n'eft ordinairement

n°. 95.

367.
La faignée
ne peut pas
être auffi ef-
ficace dans
ces inflam-
mations, que
dans les in-
flammations
fanguines.

[2.]
Dans le rhu-
matifme.

ni dangereuse, ni preffante, on en vient rarement à cette extrémité. Ainfi quelques faignées que l'on fe contente affez fouvent de faire dans ces maladies, ne produifent aucun effet fenfible ; ce qui a fait que beaucoup ont condamné ce remede, & que d'autres l'ont du-moins regardé comme inutile. Un autre inconvenient fait encore que la faignée réüffit plus difficilement ; c'eft que ces inflammations font ordinairement entretenuës par une acrimonie habituelle, contre laquelle la faignée, comme nous l'avons remarqué, eft impuiffante, & peut être même y eft-elle nuifible, en rendant l'action des vaiffeaux plus débile, & moins en état de travailler les récrémens que doit fournir l'humeur mélancolique, en fe dépoüillant entierement de fon fel; ce qui a fait dire à un grand Medecin, qu'il eft defavantageux aux gouteux de fe fervir de ce remede, parcequ'il relache & débilite le reffort des folides. On rend à la verité par ce moien, la douleur moins vive & plus fupportable ; mais on rend le mal plus long & plus fujet à de fréquentes récidives.

On ne doit pas penfer de même de ces inflammations, lorfqu'elles font

n°. 337. 339.

[3.]
*Dans la gou-
te.*

268.
Cas où la
faignée peut
être très-uti-

seulement l'effet d'un acre passager : car, quoiqu'il soit toujours vrai que la saignée n'y soit pas si efficace, ni si sure que dans les inflammations sanguines, elle est néanmoins dans les cas pressans, le remede le plus prompt que l'on puisse emploier. C'est pourquoi dans les fiévres catharrales, ou fluxions de poitrine, où il n'est ordinairement question que d'un acre fronçant, fourni par quelque défaut de transpiration ou par quelqu'autre cause passagere, les plus habiles Praticiens fondent toutes leurs esperances dans les saignées, mêmes abondantes; ce qui fait d'ailleurs que ce remede triomphe souvent ici, c'est que l'acre qui produit la maladie, étant une fois dompté, il n'est plus entretenu comme dans la goute & dans les rhumatismes habituels. Au-reste il se trouve des cas dans ces dernieres maladies mêmes, où la saignée doit être emploiée indispensablement, & avec beaucoup de diligence; premierement lorsque la maladie se jette sur les poûmons, sur l'estomac, sur les intestins, sur la vessie, & qu'elle expose la vie du malade. En second lieu, lorsque les douleurs sont insupportables, & que l'inflammation sanguine est de la partie,

le & même indispensable.

[2.]
Dans la flu-xion de poi-trine.

[3.]
Dans la gou-te & dans le rhumatisme dan. creux.

& qu'elle augmente extrémement la
violence du mal. Les remedes qui conviennent le mieux alors, pour fecon-
der la faignée, ce font les anodins médiocrement relâchans; comme les cataplafmes faits de *lait* & *de mie* de *pain*
avec le *fafran*, les feuilles de *pavot*, de
jufquiâme, de *bouillon-blanc* & femblables, boüillis dans du lait, les huiles d'*hieble*, de *vers de terre*, *de petits*
chiens, &c. quand il n'y paroît pas
d'inflammation fanguine; car ces huil-
les ne font point malfaifantes, comme
plufieurs fe l'imaginent, parcequ'elles
bouchent les pores, c'eft uniquement
parcequ'elles font fufceptibles d'une ardeur & d'une acrimonie terrible, lorfqu'elles font expofées à une chaleur
trop confidérable : mais dans des inflammations purement limphatiques,
les huiles font bienfaifantes, parcequ'-
elles confervent cette douceur & cette
onctuofité qui leur eft propre, & qui
les rend relâchantes. On doit au-furplus combattre intérieurement, & autant qu'on le peut, l'acrimonie des humeurs par les remedes que nous avons
indiqués ailleurs.

CHAPITRE VII.

DE LA DOULEUR.

LA douleur menace pour l'ordinaire d'inflammation, ou bien elle la dé-note ; c'est pourquoi la saignée convient beaucoup contre cet accident. Mais l'usage de ce remede demande qu'on distingue les douleurs habituelles, ou qui ont une cause habituelle, telles que celles que causent les inflammations dont on vient de parler, d'avec les douleurs qui ont une cause passagere, & qui sont fort vives ; parcequ'il est question dans ce dernier cas, d'une irritation très - grande, capable de produire une inflammation sanguine plus ou moins dangereuse selon la partie qui souffre. De toutes les parties intérieures il n'y en a point de plus exposées à cet accident, que l'estomac & les intestins, à cause des differentes coliques auxquelles ces parties sont sujettes, qui de quelque genre qu'elles soient, marquent assez par la douleur plus ou moins cruelle qu'elles font sentir, le besoin plus ou moins grand de la saignée ;

369. La douleur demande la saignée.

[2.] La coligne

K v

car à proportion que la douleur est vive, & qu'elle s'opiniâtre, à proportion doit-on aussi repeter promptement
& beaucoup de fois la saignée ; parceque plus ces accidens sont considérables, & plus le danger de l'inflammation est grand. La detente que produit la saignée, poussée autant qu'il
convient, fournit une disposition contraire, qui rend les parties bien moins
susceptibles d'irritation & de froncement, & prépare même à des évacuations, qu'il faut quelquefois procurer en pareil cas par les selles ou par le
vomissement. Dans de violens maux
de dents, on a plusieurs fois observé que la saignée y apporte un sou-
lagement très - considérable, quoiqu'on ne s'est jamais gueres avisé de
poursuivre cette espece de douleur par
d'abondantes saignées. En effet quand
une dent est mauvaise, on fait mieux
de l'ôter ; mais lorsque cette douleur
ne vient point d'une carie, & que les
dents sont saines, on doit beaucoup
compter sur la saignée contre cette douleur, qui souvent n'est pas supportable.
On peut juger delà aussi combien ce
même remede doit être utile aux enfans,
à qui les douleurs de dents attirent des

[3.]
*Les douleurs
de dents.*

convulsions, ou d'autres accidens qui en font périr plusieurs. Quand les douleurs, en quelque partie qu'elles se fassent sentir, sont trop vives, pulsatives, ou lancinantes & avec fiévre, elles marquent une inflammation sanguine formée ; & la saignée, comme on l'a déja dit plusieurs fois, est le plus puissant remede que l'on puisse mettre en usage pour la combattre.

CHAPITRE VIII.

DE L'HEMORRAGIE.

LA dépletion, la détente, & même l'affoiblissement que procurent des saignées promptement faites, rendent ces saignées d'un grand secours dans les hemorragies. Ces dispositions qui arrivent soudainement, débilitent sur le champ le jeu des arteres, & ralentissent beaucoup le mouvement du sang. Celui-ci devient incapable de faire le même effort, contre la paroi ouverte du vaisseau qui fournit à l'hemorragie ; il permet à l'ouverture de ce vaisseau de se refermer. C'est pour la même raison que dans les plaies, où quelque vaisseau ouvert n'est point à portée d'être arrêté

370.

L'usage de la saignee dans les hemorragies.

par le fecours de la main, les habiles Chirurgiens entretiennent leurs bleſſés pendant quelques jours, dans la foibleſ-fe la plus grande où l'on puiſſe reſter fans mourir ; fe donnant bien de garde de réveiller les forces abbatuës par la perte du fang. L'état de fincope eſt même le plus avantageux, lorſque le vaiſ-feau ouvert eſt fort confidérable, & que le peril que cauſe l'hemorragie, l'em-porte fur cette extrême foibleſſe. On fe contente de foutenir la vie du malade, par quelques cuëillerées de bouillons qu'on lui donne de loin en loin, de crainte de redonner de l'action au fang que l'on bride encore d'ailleurs par quel-que prife d'alun, ou de quelqu'autre aſtringent d'un petit volume. Il n'en eſt pas des hemorragies habituelles & de celles qui arrivent par exulceration, comme des hemorragies fubites, ou qui arrivent tout-à-coup par la rupture de quelque vaiſſeau ; parceque dans les pre-mieres, la maſſe du fang eſt ordinaire-ment appauvrie, fort détrempée, & trop peu confolidante ; alors la faignée augmenteroit encore ces difpofitions, & rendroit l'hemorragie plus rebelle. C'eſt dans ce cas où l'on doit peu comp-ter fur ce remede.

CHAPITRE IX.

DES PLAÏES.

LA saignée est un secours, dont on ne peut se dispenser dans les grandes plaïes. L'irritation, la douleur, les crispations inflammatoires, tout crie après ce remede, c'est même le principal remede que l'on puisse emploier pour prévenir ou pour vaincre les plus facheux accidens qui surviennent aux plaïes qui pénétrent intérieurement. En voici un exemple. Le nommé S. Pierre soldat dans le Regiment du Roi, fut conduit en notre Hôpital avec deux coups d'épée qui pénétroient tous deux de haut en bas, l'un dans la poitrine, & l'autre dans le ventre. Celui-ci étoit placé du côté droit, à-peu-près à l'endroit où l'on fait la *paracenthese*. L'autre étoit du côté gauche entre la troisiéme & la quatriéme fausses côtes, tout proche de l'extrémité anterieure de ces côtes ; & il n'étoit gueres possible, à cause de la direction du coup, que le Diaphragme n'eut reçû quelque atteinte. Un leger hoquet avec une douleur assez vive qui

371.
Usage de la saignée dans les plaïes.

répondoit vers le cartilage *Xiphoïde*, donnoit encore lieu de le préfumer. Je prefcrivis à ce malade une diete fort rigoureufe, & des lavemens fimplement émolliens, avec des embrocations huileufes, & des fomentations emollientes fur l'abdomen. Je m'attachai par deffus toutes chofes, aux faignées qui fe fuivoient de près,& qui chaque fois étoient fort copieufes,parceque les accidens preffoient fort.La fiévre devint très-confidérable avec une grande tenfion dans la région *hipogaftrique*.Les plaïes étoient pâles & feches ; une difficulté de refpirer avec un râlement continuel, mettoit ce bleffé dans le même état que celui d'un malade qui va mourir d'une *peripneumonie*, ou d'une fluxion de poitrine. Mais les faignées toujours fort amples & repetées jufqu'à douze fois, eurent enfin le deffus. Tous ces accidens cederent peu-à-peu ; il ne refta plus fur la fin de la guérifon,qu'un peu de douleur de côté, qui fut diffipée par l'ufage du lait coupé qui termina cette cure.

Il y en a qui comptent tellement fur la faignée dans les plaïes pénétrantes, qu'ils la croient fuffifante pour retirer le fang extravafé. On en rapporte même des exemples étonnans. *Mr. Lazufte*

Cofte Chirurgien juré, *& ancien Pré-*
vot de S. Come, nous en rapporta un
affez notable, lors de mes examens
pour la maîtrife. C'étoit un coup d'é-
pée reçû au-deffous de l'aiffelle, qui avoit
ouvert une artere intercoftale & occa-
fionné un épanchement confiderable
dans la poitrine: cet épanchement fut au
rapport de ce Chirurgien, diffipé par dix
faignées. Le malade fut même fi promptement guéri, que peu de jours après ces
faignées, il put vaquer à une affaire preffante qui l'obligea de fortir de chez lui.
Mais ces guérifons font des évenemens
rares fur lefquels il ne faut pas abfolument
fe regler ; car on obferve tous les jours
que d'abondantes faignées, ne font pas
feulement capables de retirer le fang
d'une échimofe un peu confiderable.
J'ai vû un garçon Chirurgien qui avoit
reçû deux coups d'épée dans la cuiffe ,
tous deux dans le mufcle couturier , à
cinq ou fix travers de doigt au-deffus
du genoüil, & à diftance d'environ deux
travers de doigt l'un de l'autre. Un de
ces coups paffoit par-deffus le *femur* ,
& fortoit à la partie oppofée de la cuiffe: l'autre traverfoit feulement le mufcle couturier , & n'alloit pas plus loin.
Je dilatai ces plaïes, je m'attachai à bien

débrider l'aponevrofe du fafcia-lata , &
je paflai un feton fort mollet , & oint
d'huile dans la plaïe qui traverfoit la
cuiffe , afin d'affurer dans les premiers
tems , une ifluë aux fucs épanchés , qui
fouvent par leur féjour , caufent vers le
fixiéme ou le feptiéme jour, de terribles
accidens dans les plaïes où il y a des
parties nerveufes ou des aponevrofes
bleffées. Je faignai amplement le malade pour prévenir l'étranglement qui arrive ordinairement dans ces fortes de
plaïes , & qui malgré cela , ne laifla pas
que d'arriver la nuit du cinquiéme au
fixiéme jour de la bleffure. J'examinai
les plaïes ; celle où étoit le feton me parut en fort bon état ; elle étoit humec-
tée , & les bords fouples ; l'autre etoit
au-contraire feche , tenduë & enflammée. J'y introduifis mon doigt , pour
voir d'où dépendoit cet accident ; je le
paflai facilement jufqu'au - deffous du
fafcia-lata , où il fit paffage à un peu de
matiere qui s'étoit épanchée fous ce mufcle , malgré les dilatations que j'y avois
faites. Je propofai au malade de me
laiffer encore dilater cette plaïe , il ne
put d'abord s'y réfoudre. Les matieres
écoulées procurerent beaucoup de foulagement ; ce qui fit efperer au malade

qu'il s'en tireroit sans incision ; mais l'é-
tranglement avoit déja causé une inflammation dans les graisses de la partie
externe & anterieure de la cuisse, qui
fut suivie d'une suppuration qui s'étendoit depuis la plaie jusque vers le grand
trocanter , & vers le pli de la cuisse an-
terieurement. Le malade se résolut alors
à me laisser faire les ouvertures necef-
saires pour donner issuë au pus, & les
choses se terminerent heureusement.
On peut voir par cette histoire combien
un peu de matiere épanchée devient
pernicieuse, lorsqu'elle séjourne assez
longtems dans quelque recoin pour acquerir de l'acrimonie : mais le but que
je me suis proposé dans le recit de cette
cure, est de faire remarquer qu'on ne
doit que de la bonne sorte, compter sur
les saignées pour retirer les sucs épanchées , puisqu'ici où elles furent poussées jusqu'au nombre de quatorze, elles
n'opérerent nullement cet effet , quoique l'épanchement fut très-peu confidérable. On voit aussi par cette même observation, que les saignées mêmes abondantes, ne suppléent pas beaucoup aux
dilatations , quand elles ne se trouvent
pas suffisantes , comme il est en quelque sorte arrivé ici , à quoi la résistan-

ce du malade eût beaucoup de part :
c'étoit un Chirurgien qui avoit vû guérir beaucoup de coups d'épée sans dilatation , mais qui ignoroit la conséquence de ceux qui se trouvent à cette partie,
& qui percent l'aponevrose du *fascia-
lata*, qui sont presque toujours suivis
d'étranglement facheux , comme il arriva ici en effet malgré toutes précautions. Tout le merite qu'ont ces observations , qui nous marquent le succès
que la saignée a eu dans des épanche-
mens considérables , c'est de nous donner une sorte de confiance en ce remede , lorsque nous présumons quelque
extravasation dans des endroits,où nous
ne pouvons emploier d'autre moien
plus efficace pour la délivrance du malade , comme dans les chûtes , ou autres cas qui peuvent causer au-dedans
quelque épanchement de sang. Il est
vrai que dans les coups & dans les chûtes, on doit principalement avoir ici en
vuë , le retardement du cours du sang
dans les petits tuiaux forcés ou contus ,
où le liquide arrêté peut par son sejour,
acquerir enfin une acrimonie capable
d'irriter & de causer une inflammation
suivie de suppuration. Ainsi , quand
même la saignée ne seroit pas capable

de retirer les sucs épanchés, ou de remuer ceux qui sont arrêtés, elle est du-
moins d'un grand secours, pour rendre les parties moins susceptibles d'inflammation, pendant que la résolution
de l'échimose ou du sang épanché se
fait.

Un des plus redoutables accidens qui
arrivent aux plaïes récentes, surtout à
celles qui sont étroites & profondes,
& à celles qui attaquent les parties nerveuses, est l'étranglement que suscite
le tiraillement, ou l'irritation des parties nerveuses : car dès que cet étranglement vient à gêner ou à fermer le
passage du sang par les veines, le retour de ce liquide qui est apporté par
les arteres, n'a plus lieu par les veines
étranglées ; bientôt le sang qui continuë d'arriver dans la partie, & qui ne
peut s'en tirer, y remplit & force excessivement tous les vaisseaux. La partie
se tumefie & devient monstreuse ; la
fiévre, la douleur, les mouvemens convulsifs, le délire, la mortification, font
promptement périr un blessé qui n'est
pas secouru assez tôt par la dilatation
de la plaïe,& par d'abondantes saignées.

Tous les habiles Praticiens connois-
sent assez la conséquence de ces étran-

373.
*Des étran-
glemens qui
surviennent
aux plaïes.*

glemens. C'eſtpourquoi je ſuis étonné
que ceux qui ont écrit ſur la cure des
plaïes,aient paſſé ſi légerement ſur ce ſujet, ou plutôt qu'ils aient confondu preſque toujours ces étranglemens avec
les dépôts, & regardé tous les embarras de la circulation dans la partie
bleſſée, comme une chûte d'humeurs
qui accable une partie affoiblie par la
bleſſure. Dans cette fauſſe idée ils con-
ſeillent indiſtinctement l'uſage de remedes deffenſifs, ſoit aſtringens, ſoit
ſpiritueux, preſque toujours nuiſibles
dans la cure des plaïes. Comme il eſt
trés important aux jeunes Chirurgiens
de bien connoître la difference qu'il y a
entre un dépôt & un étranglement,
nous allons par des exemples juſtes, leur
rendre cette difference fort ſenſible.
Nous commencerons par une obſerva-
tion priſe des ouvrages *de Monſieur de
Garengeot*, où l'on trouve le recit d'un
étranglement ſi bien marqué, qu'il eſt
impoſſible de le confondre avec le dépôt, & de ne pas s'en faire d'ailleurs
une idée exacte. L'Auteur nous rapporte qu'une très-petite plaïe au ventre,
qui à peine avoit atteint le muſcle droit
dans une de ſes aponevroſes, fut dès le
lendemain ſuivie de très-grands acci-

dens ; *le ventre devint tendu comme un*
balon, très-rouge & très-enflammé, avec
une fiévre ardente, des levres seches &
noires, un transport, une suppression des
excrémens. La plaïe étoit si gonflée, qu'à
peine il put y introduire une sonde cré-
nelée très-fine pour dilater cette plaïe,
surtout l'aponevrose qu'il trouva tenduë
& dure comme un parchemin. Son incision fournit seulement un peu de sang
vermeil qui étoit, selon la remarque
même de cet habile Chirurgien, une
preuve qu'il n'y avoit ni extravasion,
ni dépôt. L'eau de vie qu'il avoit emploiée au premier appareil, comme à
une plaïe simple, fut sur le champ ban-
nie ; il eut recours à l'eau tiede & à
d'autres remedes relâchans & amolis-
sans, mais surtout à la saignée qui fut
administrée fort diligemment ; car en
moins de cinq heures le blessé fut saignée quatre fois. Le transport se dissi-
pa aussitôt après ces saignées, & en peu
de tems tous les autres accidens dispa-
rurent aussi. Il n'est point nécessaire de
faire remarquer que par les simptomes
survenus à cette petite plaïe, & par la
methode qu'on a tenuë pour les combattre, il est évident qu'il n'étoit question que de relâcher & de débrider des

contraction ou des étranglemens qui
étoient ici la feule caufe de tout le defordre. Heureux au-furplus de pouvoir
y remedier encore, quand les accidens
fe font déclarés ; car on n'y réuffit pas
toujours. En voici un exemple qui ap-
prendra en même tems aux jeunes Chirurgiens, combien on doit être fur fes
gardes par rapport à ces étranglemens.

On amena à notre Hôpital, un foldat qui avoit reçu un coup d'épée à la
partie interne & anterieure de la cuiffe,
environ à fix travers de doigt au-deffus
du genoüil. Le Chirurgien qui vifita
d'abord cette plaïe, ne put faire entrer
fa fonde que jufques dans les graiffes,
même après avoir dilaté l'entrée de cette plaïe ; d'où il jugea que le coup n'a-
voit pas pénétré plus loin : il traita cette plaïe comme fimple, & fur le rapport qu'il m'en avoit fait, je reftai tranquille à l'égard de ce bleffé, qui d'ailleurs étoit très-guai & fans le moindre
accident. Le fixiéme jour les chofes fe
trouverent bien changées; toute la nuit
s'étoit paffée avec la fiévre, & avec des
douleurs très-grandes, ce qui m'obligea de vifiter la plaïe ; je trouvai la cuiffe d'une groffeur prodigieufe, je fis
fortir en introduifant la fonde dans la

plaïe qui pénétroit dans les mulcles, beaucoup de ferofité fanguinolente ; mais il ne fut pas poffible, ni par les dilatations, ni par les faignées, & les autres remedes relâchans, de vaincre l'étranglement. Le principe vital fut fuffoqué, la mortification s'empara fur le champ de la partie, & la mort fuivit auffitôt. Je me refouviens d'un Archér qui avoit reçu un coup de piftolet dans la cuiffe, qui fut peu fecouru d'abord par les faignées & par la dilatation de fa plaïe, & qui eut le même fort. Ceci eft moins étonnant par rapport au coup de feu, que par rapport au coup d'épée ; car on ne dilate gueres les coups d'épées, que lorfqu'on s'apperçoit que l'étranglement veut furvenir ; on fe contente ordinairement de les pancer à l'exterieur & fimplement, au-lieu que dans les coups de feu, on commence par les dilater & les rendre s'il fe peut, par le moien des incifions, femblables à des plaïes d'inftrumens tranchans, ou du-moins on s'attache à en bien dilater les iffuës, notamment la fortie.

Ces dilatations dans les plaies d'armes à feu, font fondées fur ce qu'il eft néceffaire que ces plaïes fuppurent dans

tout leur trajet. Les chairs qui y font
contufes & machées par la bale, s'y laif-
fent engorger de fucs, que ces chairs
ruinées font incapables de convertir en
pus, ni de les défendre de la corrup-
tion:il faut donc qu'elles & ces fucs periffent. Leur dépravation fournit une acrimonie capable de fufciter des étranglemens confidérables, fuivies de dépôts
facheux pour le moins : car ces chairs
contufes au-dedans de la plaïe, & les
fucs qui les engorgent, & qui s'y trouvent dans le même état que s'ils étoient
épanchés, n'ont point d'autre fort à attendre que la putréfaction, fi on n'en
procure pas le dégorgement & l'iffuë
par de bonnes dilatations, à l'aide defquelles on puiffe auffi par des medica-
mens convenables, défendre les chairs
bleffées qui font encore capables de
quelque action ; afin qu'étant ranimées,
elles puiffent nous donner une vraie fupuration : faute de quoi ces chairs, tant
celles qui font tout-à-fait détruites, que
celles qui ne le font qu'en partie, & les
fucs qui les engorgent, tombent en
mortification. Alors ces fubftances corrompuës ne fe bornent pas toujours à de
fimples dépôts ; l'interieur de la plaïe fe
trouve comme gangrené, & la mortification

fication fait quelquefois dans les environs & en peu de tems un grand progrès. C'est surtout ces derniers accidens qui rendoient ces plaïes si redoutables aux Anciens, qu'ils les regardoient comme suspectes d'une grande malignité ; pour cette raison ils y introduisoient des huiles chaudes & même boüillantes, afin de cauteriser toutes les chairs qui avoient été touchées par la bale. Ces chairs roties par ces remedes, formoient des escares qui ne tomboient, que lorsque la suppuration étoit bien établie dans les chairs voisines ; ainsi par cette cruelle methode, ils prévenoient assez souvent les accidens dont on vient de parler. La contusion dans ces plaïes, est plus facheuse que les autres contusions qui se font exterieurement, parceque celles - ci se montrent telles qu'elles sont, & qu'on en prévient aisément les suites par l'application des remedes, & par les autres procedés qui y paroissent visiblement nécessaires ; au-lieu que celle-là cache non seulement le danger jusqu'à ce que le mal soit arrivé, mais encore parceque étant enfermée, elle suscite à des accidens beaucoup plus facheux.

Si il est quelquefois très - prudent

auſſi , comme on vient de voir par les
expériences que nous avons rapportées,
de commencer par dilater certains coups
d'épées, qui ne ſe terminent pas ſimplement dans le corps charnu d'un muſcle , où les ſucs épanchés peuvent facilement être repompés par la ſubſtance fibreuſe de ce muſcle ; mais
qui au-contraire traverſent des muſcles
fort membraneux & des aponevroſes,
& qui donne lieu à des tiraillemens , ou
à quelque leger épanchement de ſucs
ſur ces parties où ils ne peuvent ſe réſoudre , & qui quelques jours après deviennent ichoreux , & aſſez irritans
pour produire dans ces parties un étranglement mortel ; c'eſt pour cette même
raiſon que dans les plaïes qui traverſent
un membre, ou qui ont une entrée & une
ſortie un peu éloignées , qu'il ne convient pas de réünir ; & qu'on peut ,
comme nous en avons donné ci-devant un exemple, y paſſer un ſeton, après
les avoir dilatées: on ne le changera que
de deux ou trois jours l'un;& on le banit
entierement après ſept ou huit , lorſque le tems de l'étranglement eſt paſſé ,
& que la ſuppuration eſt établie. Il
faut oindre ce ſeton avec un digeſtif
fort onctueux & nullement tenace : le

plus convenable en pareil cas, est celui qui se fait avec le basilicum, le baume d'arcœus, & l'huile de millepertuis mêlés. Ce digestif doit être d'une consistence fort molle, il est à préferer à tout dans la cure des plaïes, surtout dans les premiers tems où il ne faut qu'adoucir & relacher. Mais dans les abcès & dans les ulceres, où le pus est abondant & un peu fœtide, il faut préferer le digestif où entre la térebenthine ou quelqu'autre baume naturel délaiés avec le jaune d'œuf, & encore mieux avec le miel, qui est moins susceptible d'altération : cependant lorsqu'un abcès ou un ulcere a eu besoin d'opération ou d'incisions considérables, il faut à cause de la plaïe du - moins dans le commencement, user du premier.

On a du tems pour se précautionner contre ces étranglemens, dont on vient de parler, qui arrivent cinq ou six jours, & quelquefois plûtard après la blessure, & qui ne font que l'effet de la dépravation des sucs épanchés & retenus dans la partie blessée ; mais quand ils sont excités par le tiraillement même des parties nerveuses blessées, en moins de vingt qua-

tre heures ces accidens furviennent. Un
foldat du Regiment du Roi qui fût
conduit en notre Hôpital, avoit reçu un
coup d'épée entre la premiere falange du
pouce, & l'os du metacarpe qui foutient
le doigt indicateur. L'épée gliffa obli-
quement dans la main fur les os du metacarpe, traverfa toute la main, & fortit
par-deffous l'éminence charnuë des mufcles du petit doigt. Je penfai bien que les
tendons flechiffeurs des doigts devoient
être maltraités; mais le feul moien pour
empêcher le tiraillement & l'étranglement, étant de dilater la plaïe depuis l'entrée jufqu'à la fortie, de couper tous les
tendons dans le doute qu'ils le fuffent
déja en partie par l'épée, d'eftropier par-
conféquent le malade, je me contentai
de dilater la plaïe à fon entrée & à fa
fortie, plutôt que d'en venir à cette extrémité : perfuadé qu'au même prix je
pourrois encore me défendre contre l'é-
tranglement, en cas qu'il furvint, je fis
faigner au-plutôt & avec profufion le
malade, parceque je craignois encore
le délire, & les convulfions. La fiévre
fut confidérable & les douleurs très-vi-
ves pendant la nuit. Le lendemain matin le bras étoit déja fort gros ; on con-
tinua les faignées fans mefure & les au-

tres relachans, pour éviter , s'il étoit
possible , une opération estropiante ,
mais il ne fut pas possible de réüssir ; car
la nuit suivante l'étranglement devint si
terrible , que le matin, le bras se trouva
d'une grosseur énorme , & le dedans de
la main commençoit à tomber en mortification. Je ne balancai plus alors à
agir , persuadé que la cause de ce desordre consistoit principalement dans la
contraction du ligament annulaire du
poignet. Je pris le parti de couper ce ligament ; tous les accidens cederent en
peu de tems, le bras se defenfla peu-à-peu,
le dedans de la main se dépoüilla jusqu'-
aux os , & avec le tems le malade se tira
d'affaire à l'estropiement près.

Les plaïes avec contusion au perioste
sont fort susceptibles d'étranglement
très-facheux: on sçait assez combien le pe-
ricrane y est sujet, quelles en sont les suites , & combien il est important de débrider au-plutôt l'endroit d'où dépend
l'étranglement. Le perioste est également-
ment exposé à cet inconvenient dans
toutes les parties, où les os sont peu
couverts de chairs : delà vient que les
coups sur le tibia sont souvent suivis d'é-
tranglemens qui occasionnent presqu'-
aussitôt une gangrene qui s'étend par

toute la jambe , à laquelle on ne peut
remedier qu'en debridant le perioste.
J'ai vû quatre blessés dans une même
année tomber dans ce cas-là. Ce qu'il
y a de particulier ici , c'est que la partie
ne change pas beaucoup , si ce n'est
qu'en la touchant , on trouve la peau
matte & un peu œdemateuse. La mortification commence par faire beaucoup
de ravage dans les graisses ; en sorte
qu'elle permet bientôt de glisser les
doigts, même la main entre les muscles.
Je voulus une bonne fois m'assurer si ce
délabrement dépendoit absolument de
l'étranglement du perioste, je m'en tins
dans un de ces malades à dilater amplement la plaïe , & à couper toutes les
brides qui communiquoient avec le perioste , sans toucher à ce perioste qui ne
me paroissoit aucunement maltraité , ni
enflammé. Je défendois de mon mieux
la partie contre la pourriture par les remedes convenables. Toutes ces mesu-
res furent incapables de s'opposer au
progrès de la gangrene, il fallut que j'en
vinsse à l'incision du perioste qui en effet
arrêta toute la gangrene, & les matieres qui suintoient, commencerent aussitôt à nous annoncer la victoire par une
odeur de petit lait croupi , qui nous

promettoit bientôt une fupuration louable, parceque cette odeur qui fent un
peu le fur, marque que la putréfaction
des fucs commence à n'avoir plus tout-
à-fait le-deffus.

On doit bien fe donner de garde de
s'oppofer au gonflement qui furvient à
une plaïe à caufe d'un étranglement,
ou d'une inflammation, de s'y oppofer,
dis-je, par des défenfifs, foit fpiritueux
foit aftringens; ces remedes attirent ordinairement la gangrene. Je fus appellé il y a près d'un an, pour voir une
jeune fille d'environ douze ans, bleffée
par un cheval qui lui avoit marché fur
la cuiffe vers l'aine, il déchira la peau,
dont le lambeau pendoit en dedans.
Je ne vis cette plaïe que cinq ou fix
jours après qu'elle fut faite; celui qui la
panfoit, s'étoit toujours fervi d'un dé-
fenfif aftringent, dont le bol faifoit la
bafe. La cuiffe & le ventre étoient extrémement enflées & dures avec une inflammation gangreneufe qui occupoit
toutes ces parties, & qui fit perir la malade
le lendemain. Ainfi cette plaïe qui n'é-
toit précifément qu'à la peau, & qui
étoit très-facile à guérir, en rapprochant
le lambeau, en procurant une legere
fuppuration, & en entretenant la fou-

pleſſe des parties bleſſées par le moien des ſaignées & des autres remedes convenables ; cette plaïe, dis-je, devint mortelle pour avoir été mal panſée.

Les remedes trop relâchans emploiés dans les premiers tems de la cure d'une plaïe, pour prévenir un étranglement lorſqu'il eſt à craindre, ont un inconvenient ; ils retardent la ſuppuration ; ils rendent par-conſéquent la cure plus longue de quelques jours. Mais cet inconvenient n'eſt rien en comparaiſon de l'accident qu'on veut prévenir, où il y va de la vie du malade : c'eſt pourquoi je ne balance pas ſur le parti que j'ai à prendre en pareil cas. On apporta en notre Hopital un ſoldat qui avoit reçû pluſieurs coups d'épée, entr'autres un dans l'aine qui ſortoit par la feſſe, il s'étoit fait un gonflement conſidérable à l'entrée du coup. Je dilatai d'abord cette entrée, & avec mon doigt je cherchai le trajet de cette plaïe, je trouvai qu'elle traverſoit une des attaches du muſcle triceps tout proche ſa partie tendineuſe, où je ſentis une contraction qui me fit beaucoup de réſiſtance, en introduiſant mon doigt pour dilater cette plaïe : je m'attachai ſurtout à ne laiſſer à cet endroit aucune bride, ni tien qui pût susciter d'étranglement : outre cette précaution je fis saigner abondamment le malade, je le pansai les premiers jours avec *l'huile d'hipericum simple*, avec des embrocations *d'huile rosat* sur toute la cuisse, & par-dessus un cataplasme des quatre farines cuites dans de l'eau. Par ce moien je parai un étranglement qui avoit déja commencé, & qui étoit d'autant plus à craindre en cet endroit, que le muscle qui étoit blessé, est joint au vaste externe par une aponevrose percée pour donner passage aux vaisseaux sanguins, & dont la contraction auroit sur le champ arrêté la circulation. Ces pansemens huileux firent que la suppuration resta un peu de tems sereuse ; mais indépendamment de cette suppuration retardée, le malade se trouva au bout de cinq semaines en état de rentrer dans ses exercices. Il est à remarquer que ces pansemens huileux ne peuvent avoir lieu qu'autant que l'inflammation ne survient point, car l'inflammation rendroit les huiles fort nuisibles; mais les quatre farines, surtout si on les fait cuire dans une eau, où l'on aura fait boüillir des plantes émollientes & mucilagineuses, fourniront toujours d'excellens cataplasmes, tant que

[5.]
Remarque sur les pansemens huileux.

L v

l'étranglement est à redouter. Les panfemens demandent aussi dans ce cas
beaucoup de circonspection ; car un
bourlonnet un peu dur, un plumaceau
redoublé ou taponné, suffit pour attirer
un étranglement. Je me souviens que
dans une plaïe à la cuisse, où les dilatations avoient fait ceder un étranglement
qui y étoit survenu, le blessé sentit cependant quelques jours après, beaucoup
de douleur depuis un panfement jufqu'à l'autre, & l'étranglement revint
de nouveau : je trouvai dans l'appareil
un bourdonnet fort dur & lié avec
du fil, auquel on pouvoit imputer
ce desordre. Il n'est pas néceffaire de
nous expliquer davantage fur l'utilité de
la faignée contre ces étranglemens ; on
doit être prévenu que c'est un des plus
puissans relâchans qu'on puisse emploier, pourvû qu'on y ait recours affez
tôt, & autant qu'il convient. Il ne faut
pas cependant s'attendre tellement aux
faignées, qu'on croie par leur moien fup-
pléer aux incisions & aux dilatations qu'-
il vient faire ; on y feroit ordinairement
trompé, les dilatations peu menagées
font le feul moien qui foit infaillible ;
elles attaquent le mal dans fa caufe &
dans fon effet. Dans fon effet en débridant les parties membraneufes : dans fa

cause en facilitant l'écoulement des matieres irritantes , ou qui pouront le devenir.

Pour achever de faire comprendre la
difference qu'il y a entre l'étranglement
& le dépôt qui peut arriver aux plaïes re-
centes par l'affoiblissement de la partie
blessée, il faut remarquer que ce dernier
suppose toujours une cause qui ait détruit
la force & le ressort des vaisseaux ; ce qui
n'arrive gueres que par une contusion
extrême qui écrase les chairs , de façon
que le sang , & les autres sucs que la circulation entraîne sur cette partie contu-
se , ne peuvent passer outre. Les vaisseaux , les fibres ne peuvent résister à
ces humeurs; ils se laissent engorger & accabler; la partie se remplit & se tumefie
au dernier excès. Ce sang qui s'y trouve
retenu, ne peut s'enflammer, ni être con-
verti en pus, parceque les vaisseaux , où
il s'est accumulé , n'ont plus ni force ,
ni action; il ne peut tendre par lui-même qu'à se corrompre & à corrompre
la partie, où il est retenu, si on ne lui donne issuë au-plutôt, & si on ne s'oppose à
la putréfaction, par des remedes spiritueux & actifs comme le *vin* , *l'eau de
vie*, *l'esprit de vin*, les *tintures de mirrhe
& d'aloes* , le *camphre* , en un mot les

374.
Dépôts qui
surviennent
aux plaïes.

L vj

subſtances remplies d'huiles étherées, balſamiques, car ces huiles ne cedent en rien aux huiles alkooliſées. M^r. de *la Peyronie* premier Chirurgien du Roi en ſurvivance, a même obſervé qu'elles ſont préferables à celles-ci; c'eſtpourquoi l'huile de terebenthine eſt ſon remede favori contre la pourriture : on lui a vu effectivement faire beaucoup de cures merveilleuſes par le moien de ce remede. Le ſel armoniac eſt ſurtout excellent ici, non-ſeulement pour réſiſter à la corruption par ſon acide qui eſt inaltérable, mais encore pour diſſoudre le ſang coagulé, & pour le faire dégorger, ſoit qu'on l'applique en poudre, ſoit qu'on le faſſe diſſoudre dans le vin, dans le vinaigre ou dans l'eau de vie. La ſaignée a à peu près ici le même effet que dans l'hemorragie ; elle diminuë l'affluence du ſang, elle modere ſon effort, & elle empêche par-là que l'engorgement ne devienne ſi conſidérable.

Il y a un an qu'un ſoldat occupé aux travaux du pont de cette Ville, ſe laiſſa prendre la main ſous le mouton, qui eſt un billot de bois garni de fer qu'on éleve, & qui retombe ſur les pilotis pour les enfoncer dans la terre : toute la main fut écraſée, la peau créva par les côtés,

& entre les doigts, d'où sortoient des morceaux qui étoient comme mâchés. Cette main devint aussitôt excessivement grosse, la peau étoit fort bandée ; mais on sentoit en appuïant dessus, que les chairs n'avoient point de fermeté, & que les humeurs y restoient, comme dans un éponge. Je fis sur le champ plusieurs taillades par-dessus & par-dessous cette main & aux doigts ; je coupai les chairs qui s'étoient échappées de côté & d'autre ; les saignées ne furent pas épargnées ; je prescrivis un regime très-exact ; je mettois dans les taillades à chaque pansement, du sel armoniac en poudre qui procuroit un dégorgement étonnant ; j'arrosois cette main d'esprit de vin camphré ; je la garnissois avec des compresses trempées dans l'eau de vie, & par-dessus un cataplasme fait avec les quatre farines, les fleurs de melilot, de camomille, les baies de laurier, de genievre, & les semences carminatives ; toutes ces choses bien pulverisées & cuites dans du vin. Ce cataplasme entretenoit une douce chaleur & une humidité active qui augmentoient beaucoup l'effet des autres remedes. Quand la partie fut suffisamment dégorgée, & que les chairs commen-

cerent un peu à se rafermir , je pensai à
procurer une suppuration, d'abord avec
l'onguent de stirax, ensuite avec le digestif animé : de cette maniere je sauvai
cette main contre toute apparence qu'elle pût jamais se rétablir. Il est donc de
la prudence du Chirurgien dans les
grandes contusions avec engorgement ,
de ne point compter d'abord sur une
suppuration que le délabrement des
chairs rend impossible : presque toutes
les plaïes faites par le canon , dans les
chairs, sont susceptibles de ces sortes d'engorgemens , qui exigent des incisions
& des scarifications pour procurer au-
plutôt le dégorgement des sucs arrêtés,
qui ne manqueroient pas de faire tomber la partie en gangrene. Les jeunes
Chirurgiens peuvent allez s'appercevoir
par ce détail, combien il leur est de conséquence de s'appliquer à distinguer les
differentes sortes d'embarras de circulation qui peuvent arriver aux plaïes récentes : sçavoir l'inflammation , l'étranglement & le dépôt , pour se comporter
avec discernement dans ces differens cas.

Aprés avoir surmonté dans les plaïes
les premiers accidens, comme l'étranglement, les dépôts, l'inflammation,
& la gangrene , on a à se défendre

contre ceux de la suppuration, lorsque la plaïe dégenere en ulcere. Le croupissement du pus dans quelque cavité, où il n'a pas son égoût, est ordinairement la cause des desastres qui arrivent pendant la suppuration. Les mouvemens spontanés, notamment la putréfaction, se saisissent promptement de nos liqueurs, lorsqu'elles sont épanchées dans un lieu chaud & humide où l'air a un libre accès; d'ailleurs le pus est surtout en pareil cas très-susceptible d'une pareille dépravation; parcequ'il est en plus grande partie formé des sucs fort élaborés. Le croupissement est par lui-même ce qui contribuë le plus à cette perversion; car toute liqueur une fois atteinte de quelque mouvement spontané, le communique sur le champ à toute autre qui se mêle avec elle, & qui en est susceptible. Or le pus qui se ramasse, & qui croupit dans une plaie, surtout celui qui n'est pas enlevé à chaque pansement, s'y corrompt & corrompt aussi toutes les humeurs aux quelles il peut donner atteinte, & il cause par-là plusieurs accidens fâcheux, comme un gonflement œdemateux dans la partie blessée, des cavernes, des callosités, des dépôts, des suppurations ex-

cessives , une fiévre lente , une destruction des humeurs , surtout du sang ,
un amaigrissement extrême, des sueurs ,
un flux de ventre , & souvent la mort.
La cause de ces accidens vient en
partie de ce que la putréfaction donne
aux humeurs purulentes, lorsqu'elle s'en
saisit , une acrimonie qui irrite les parties nerveuses , qui y suscite des tiraillemens ou des contractions capables du-
moins de retarder un peu le cours du
sang par les veines , retardement qui
donne lieu à une infiltration sereuse
dans la partie blessée , qui la gonfle , &
qui la rend en quelque sorte œdemateuse. D'une autre part ces matieres crou-
pissantes & déja un peu atteintes de putréfaction , sont , on le peut dire, en
quelque sorte contagieuses , par rapport
aux autres sucs qui abordent à l'endroit
caverneux où résident ces matieres crou-
pissantes & putrides ; en sorte que ces
sucs auxquels cette dépravation est com-
muniquée , sont incontinent convertis
en matiere de même genre que celle
qui les a dépravés , & dégenerent ainsi
tout en suppuration , ce qui entretient
& augmente celle-ci prodigieusement.
Ces matieres purulentes cavent ou creu-
sent dans les endroits où elles croupis-

fent , furtout lorfqu'elles trouvent dans
ces endroits , des parties graiffeufes incapables de lui réfifter. Elles ruinent &
defigurent les petits tuiaux du tiffu de
la peau & des chairs découvertes par la
plaïe ; le paffage des fucs y eft dérangé
ou empêché ; ces fucs s'arrêtent dans ce
tiffu , ils s'y accumulent , ils s'y condenfent & rendent enfin la circonference de la plaïe, en tout ou en partie, dure
& calleufe. Etat qui s'oppofe totalement
à la réünion de la partie divifée , fi avant
que de tenter cette réünion , on ne détruit ou n'enleve pas ces callofités.
Quelquefois ces matieres croupiffantes
s'infiltrent dans les graiffes , & fe tranf-
portent par-là d'un endroit en un autre ,
où elles forment ainfi par tranfmigra-
tion, des abcès fouvent affez éloignés de
l'endroit qui en a fourni la matiere.
D'autres fois ces dépôts viennent de ces
mêmes matieres purulentes qui paffent
dans le fang , & que la circulation entraîne fur quelque vifcere ou autre partie. Si ces matieres qui paffent dans le
fang , font un peu confidérablement atteintes de putréfaction , elles y caufent
des colliquations fâcheufes qui détrui-
fent la partie rouge de la maffe des humeurs , qui rendent cette maffe toute

sereuse, elles produisent des évacuations continuelles, elles jettent le corps
dans le marasme & dans une extrême
foiblesse ; l'acrimonie de ces humeurs
irrite le genre arteriel, & entretient par-
là une fiévre continuë, mais lente, parceque la dissolution de la masse du sang
rend ces vaisseaux moins capables d'emportement.

[3.]
Remedes con-
tre les acci-
dens de la
suppuration.
    On prévient & on combat ces acci-
dens par differens moiens ; le premier
& le plus sur de tous, & qui doit absolument être toujours preferé tant qu'il
est possible, ce sont des incisions suffisantes & placées à propos, pour donner
un égoût bien libre aux suppurations. En
second lieu les remedes balsamiques les
plus propres pour empêcher la dépravation des sucs. On porte ces remedes dans
la cavité de la plaïe, ou bien on les y injecte ; mais rarement ce dernier moien
emploié seul, est-il suffisant. Enfin il y a
la maniere de panser qui peut faire
beaucoup ici, soit en ne s'opposant point
au passage ou à l'écoulement des matieres purulentes, soit en empêchant la
collection & le croupissement de ces
matieres, soit enfin en ne laissant point
dans la plaïe, de vides capables de retenir de l'air, qui y deviendroit trés-

pourrissant par rapport à ces mêmes matieres.

La premiere intention consiste à ne
point fermer par des tentes, les issuës
d'une plaïe ou d'une ulcere, de la même
maniere qu'on ferme, pour ainsi dire,
une bouteille avec son bouchon. Tel
étoit le cas de la fameuse observation de
Beloste, qui la premiere lui a donné
lieu de crier contre le tamponnage dans
les plaïes profondes, jusques-là même
que l'attention qu'on a de garnir exactement les plaïes caverneuses, lui a paru tout-à-fait inutile, même nuisible.
Il donne dans cette observation, le détail
d'une plaïe à la cuisse devenuë fistuleu-
se & fort profonde, à l'entrée de laquelle on mettoit une tente dure & longue.
Un torrent de matieres sortoient de cette plaïe à chaque pansement, lorsqu'on
retiroit cette tente, de sorte que son
blessé fondoit entierement en suppuration, malgré diverses manœuvres qu'il
tenta pour tarir cette suppuration, qui
depuis plusieurs mois épuisoit son malade, & le conduisoit à la mort. Il s'avi-
sa enfin de banir la tente, & l'effet en
fut si heureux, qu'un changement en
mieux se fit remarquer dès le lendemain
d'une maniere qui étonna extrémement

[4.]
*Necessité de
procurer l'é-
coulement du
pus.*

*Chir. d'Hôpit.
obs.* 28.

ce Chirurgien. La source des suppurations fut bientôt tarie, les chairs se ra-
procherent heureusement d'elles-mêmes
pour occuper les vides, & en douze
jours le malade fût guéri. Cette observation marque en effet assez visiblement
l'inconvenient qu'il y a d'empêcher l'é-
coulement du pus des plaïes & des ulceres, & quel ravage ce pus retenu &
rassemblé cause dans les sucs que la circulation conduit vers l'endroit où ce
pus croupit.

A l'égard des deux autres intentions
que nous devons avoir dans les pansemens, qui sont d'empêcher la collection & le séjour du pus, & d'exclure
l'air des cavités des plaïes, on y satisfait
ou par compression, ou bien en garnis-
sant exactement & mollement ces cavités avec du charpi. Celui-ci s'imbibe des
matieres purulentes, ces matieres se distribuent entre ses filets qui les soutiennent & les empêchent de se rassembler
en aucun lieu particulier : ce charpi est
pour ces mêmes matieres, si j'ose le dire, une échelle avec laquelle elles peuvent monter du fond de la plaie, jusqu'à
ce qu'elles trouvent une issuë pour s'eva-
der, à peu près comme il arrive dans ces
distillations qui se font par le moien

d'une languette de drap, où les liqueurs montent jufques par-deffus les bords du vafe qui les contient. Voici à cet égard une obfervation bien frappante & bien décifive. La fille du concierge de Mr de Senozan âgée de cinq ou fix ans, avoit un finus à la jambe caufé par une inflammation du periofte du tibia, qui quoi que ce periofte eut été débridé promptement, ne laiffa pas de produire des fufées fuivies de 7 ou 8 finus confidérables dans la jambe, dans le genou, & dans la cuiffe, qui au moien des ouvertures & des dilatations qui y furent faites, guérirent affez promptement, à la referve de celui dont je veux parler, qui avoit fon ouverture tout-à-fait à la partie anterieure de la jambe, entre le tibia & le mufcle jambier, de forte que par rapport à la fituation de la jambe qui étoit couchée, cette ouverture fe trouvoit tout-à-fait en haut. Ce finus fe terminoit entre le tibia & le peroné par une caverne qui s'etendoit depuis le genou jufques vers le pied. La jambe étoit œdemateufe & d'une groffeur énorme; de forte que du fond de ce finus jufqu'à fon ouverture, il y avoit une profondeur fort confidérable. Toutes les fois qu'on panfoit ce finus, on faifoit fortir en

preſſant le deſſous de la jambe, une quantité prodigieuſe de matieres purulentes.
Les bandages expulſifs, les panſemens
fréquens, les injections, & autres procedés furent tentés envain pour tarir
ce puis, qui malgré tous ces artifices
fourniſſoit depuis environ quatre mois
des ſuppurations excéſſives, & qui augmentoient de plus en plus, juſqu'à ce
que j'eus dilaté l'ouverture de ce ſinus
aſſez pour introduire juſqu'au fond, des
bourdonets bien mollets, & retenus
par des filets, perſuadé que ſi je pouvois
garnir ce ſinus, de maniere à ne laiſſer
aucun vide, l'air en ſeroit entierement
bani, & les matieres trouveroient partout du charpi pour les abſorber, qu'-
ainſi ces matieres ne ſe trouveroient plus
en aucun endroit, ni raſſemblées, ni
croupiſſantes, ni expoſées à un air pou-
riſſant, & qu'à chaque panſement elles
ſeroient enlévées avec le charpi ; qu'ainſi elles n'auroient ni le tems de ſe corrompre, ni d'en corrompre d'autres. Le
ſuccès ſurpaſſa mon attente ; car j'avouë
que je fus ſurpris extrémement voiant
que dès la premiere fois que je tirai ce
charpi, je ne le trouvai que médiocrement chargé de pus, ſans que cependant
il me fut poſſible d'en faire ſortir ſeule-

ment une goute du fond de ce finus,
après que ce charpi fut retiré. Dès ce
moment la fiévre difparut, la malade
ne reffentit plus dans fa jambe, les mêmes douleurs qu'elle y enduroit auparavant, en un mot ce fut le même prodi-
ge que dans l'obfervation qui vient
d'être rapportée de *Belofte*, quoique
par une manœuvre toute oppofée: preuve qu'on ne peut faire un bon ufage des
obfervations, qu'en découvrant au jufte la caufe de leurs bons ou mauvais
fuccès. Ce finus fe remplît fi promptement, qu'à chaque panfement j'étois
obligé de diminuer beaucoup le nombre des bourdonets : la jambe défenfloit
à vuë d'œil,& l'état hetique & mourant
de la malade, changeoit fenfiblement de
mieux en mieux tous les jours, & en
douze ou quinze jours le finus fut totalement guéri.

On peut obtenir le même effet en panfant feulement le mal par dehors, par le
moien de la compreffion, lorfqu'elle eft
poffible , & que l'égoût pour les matieres eft placé favorablement ; on peut,
dis-je, obtenir le même effet auffi fû-
rement qu'en panfant le mal par-dedans
en garniffant, comme nous venons de
dire. En voici un exemple ; je fus man-

dé pour voir une femme de 50 ans ou environ, qui avoit un abcès à la tête fort confidérable, qui occupoit toute la partie occipitale, j'appliquai vers la nuque du col une des plus grofles pierres à cautere que je laiflài pénetrer jufqu'à la matiere de l'abcès : je fis un trou dans l'écarre de grandeur à mettre le doigt, je menageai furtout les bords de cette écarre, afin qu'ils ferviflent à tenir mon ouverture toujours libre & beante, de façon que le pus fortit facilement & continuellement par cette ouverture. C'étoit furtout dans cette vuë que j'avois préferé le cautere à l'inftrument tranchant. Je mis du charpi mollet, & fans façon fur l'ouverture pour recevoir les matieres, & je comprimai bien tout le derriere de la tête furtout en haut. On fe contentoit de renouveller feulement le charpi pour enlever les matieres écoulées, & de refferrer le bandage, lorfqu'il fe trouvoit relâché. Par ce moien l'abcès fut entierement guéri, & les chairs reprirent leur adherence, avant même que les bords de l'écarre furent entierement tombés par la fuppuration: de cette façon la malade fut guérie promptement, fans avoir eu à craindre aucune douleur de la part des panfemens,

mens , & fans qu'il ait été néceffaire de faire une grande divifion pour vider & nettoier cet abcès.

L'air eft fi nuifible dans les plaïes , & s'oppofe tellement à leur réünion , que lors même que les matieres purulentes ont parfaitement leur iffuë , l'air qu'on enferme dans la cavité d'une plaïe ou d'une ulcere, peut lui feul en empêcher abfolument la guérifon. Je me reffouviens d'un finus caufé par un panaris au doigt index d'un païfan , qui s'étendoit depuis la premiere articulation du côté du metacarpe jufqu'à la derniere,ainfi fon trajet étoit de la longueur de la premiere & de la feconde phalange;ces deux extrémités étoient bien ouvertes , en forte qu'il n'y féjournoit aucune matiere, au contraire il étoit toujours fort à fec. Je ne le garniffois point au-dedans de charpi, car le cas de garnir de charpi ne peut avoir lieu dans un finus étroit, où le charpi ne peut être introduit que difficilement & avec des frottemens qui détruiroient les chairs qui régénerent , & qui font fort tendres. Je laiffai donc ce finus libre , ne voiant pas d'obftacle à la réünion, du-moins qui me fut fenfible ; & d'ailleurs étant encore alors peu experimenté, je m'imaginai que ce sinus se rempliroit enfin & se guériroit, en tenant le doigt malade bien couvert & garni d'onguens, auxquels j'avois beaucoup de confiance. J'attendis en-vain pendant plusieurs mois cette guérison, & je compris enfin qu'il falloit ou-vrir ce sinus dans toute sa longueur, pour appliquer plus immédiatement les remedes sur des chairs qui se trouvoient en-dedans par tout à découvert : c'étoit véritablement ce qu'il falloit faire ; car le malade guérit si promptement après cette opération, que non-seulement je reconnus visiblement ma faute ; mais le malade même s'apperçut bien aussi de mon ignorance, de n'avoir pas pris ce parti-là sur le champ.

[3.]
Desordre des corps étran-gers dans la suppuration.

Les caries & les corps étrangers, surtout ceux qui se laissent facilement imbiber des matieres de la suppuration, & qui en retiennent une partie, pro-duisent les mêmes accidens que du pus rassemblé qui croupit ; parceque ces ma-tieres retenuës se corrompent & en cor-rompent d'autres, ce qui fournit des suppurations excessives qui ne peuvent cesser que par l'extraction de ces corps.

[4.]
Quand doit-on panser sou-vent ?

On peut juger par cette remarque, de la nécessité qu'il y a de renouveller au-moins tous les jours, les pansemens des plaïes & ulceres qu'on garnit de charpi pour pomper les matieres ; car ces matieres dont le charpi s'imbibe, reſtant un peu trop de tems dans la plaïe ou ulcere, ſe corromperoient & devien-droient bientôt auſſi très-malfaiſantes. On doit avoir la même attention après les trois ou quatre premiers jours de la bleſſure, lorſqu'il ſe trouve dans la plaïe des ſucs épanchés qui ſe conver-tiſſent en ſuppuration ichoreuſe, dont les matieres fort âcres & extrémement irritantes, ſont capables de cauſer par leur ſéjour de funeſtes accidens.

Ces ſuppurations exceſſives & autres accidens cauſés par la depravation des matieres croupiſſantes, induiſent ordi-nairement à la purgation ceux qui n'en reconnoiſſent pas la cauſe. Cette abon-dance de pus, jointe à l'enflure quaſi œde-mateuſe de la partie malade, leur donne lieu de penſer qu'ils ont à faire à des ſujets ſurchargés d'humeurs viſqueuſes ou ſuperfluës, qu'il faut détourner & enlever par la purgation. Cette erreur coute cher ordinairement au malade ; parceque la purgation augmente enco-re la fonte que cauſe les matieres puru-lentes qui paſſent dans le ſang, & quel-quefois on excite en pareil cas, un flux de ventre qui met le malade aux abois.

Les plaïes compliquées de fractures font encore plus que les autres, fujettes aux mauvais effets de l'air ; furtout lorfque l'endroit de la fracture eft fort découvert ; car plus l'os eft depoüillé en cet endroit, plus le fuc nouricier qui doit être emploié à fa réünion, eft expofé à l'impreffion de l'air. Or de tous les fucs de notre corps, il n'y en a point de plus fufceptible de cette impreffion que celui-ci ; delà vient que les fractures compliquées où les os ne peuvent fe tenir exactement rapprochés, & où la divifion fe trouve toute à découvert, ne peuvent prefque jamais réüffir, furtout lorfqu'on eft obligé de les panfer fouvent. Ainfi autant il eft avantageux ordinairement de faire de grandes incifions dans les autres plaïes, autant on doit au-contraire les menager dans les plaïes des bras & des jambes avec fracture, ou s'il eft néceffare d'en faire pour procurer des dégorgemens ou des égouts à la partie bleffée, lorfqu'il y a beaucoup de defordres dans les chairs, il faut faire enforte de découvrir l'os le moins qu'il eft poffible à l'endroit de la fracture, & d'éviter auffi autant qu'on le peut, les fréquens panfemens. J'ai

[6.]
L'air eft très-miffible dans les plaïes compliquées de fracture.

[7.]
Inutilité des panfemens dans les plaïes fim-ples.

quelquefois porté cette methode au-
delà de ce qu'on pouvoit croire , & j'ai
réüffi parfaitement. Une fille de 15 ou
16 ans fe caffa la cuiffe à la partie
moienne, par une chute qu'elle fit du
haut d'un arbre. La portion inferieure
de l'os avoit labouré les chairs , & fortoit par fon extrémité vers le grand trocanter. Après avoir remis les os à leur
place,leschairs me parurent maltraitées,
& le trajet de l'os tout rempli de fang
extravafé : je jugai à-propos d'ouvrir ce
trajet à la partie externe de la cuiffe
par une incifion fort confidérable , &
j'en tirai tout le fang extravafé ; je la-
vai bien la plaïe avec du vin tiede , je
rapprochai exactement les levres de
cette plaïe , & je la couvris d'un long
plumaceau trempé dans du vin & de
l'huile battus enfemble. Je fis pour la
fracture le bandage circulaire ordinaire , qui fervit à la plaïe , de bandage
uniffant. Je fus attentif aux accidens ,
tout fe paffa bien , je ne levai mon apa-
reil qu'au bout de 15 jours , je trouvai
ma plaïe parfaitement réünie , & le
plumaceau fort fec. Cette obfervation
prouve vifiblement l'inutilité des panfemens dans les plaïes faites par des inftrumens tranchans & dans toutes celles

où l'on peut prévenir la suppuration, & où il n'y a pas perte de substance.

Les mauvaises qualités du pus méritent encore très-fort l'attention du Chirurgien dans la cure des plaies ; car si le pus qu'elles fournissent, n'est pas louable & innocent, il empêche absolument la régéneration des chairs ; c'est alors que le prétendu aphorisme de Sancassini, *Pharmacum nihil prodest in vulnerum curatione, nisi ad decus politicum,* induit surtout à erreur ; puisque dans le cas présent ce n'est que par le secours des remedes tant interieurs qu'exterieurs, que l'on peut guérir les plaies & les ulceres. Si on soupçonne ici quelque chose de virulent, il faut avoir recours aux remedes les plus specifiques qui soient connus contre l'espece de virus que l'on a à combattre. Si la suppuration n'est que simplement sanieuse, il faut avoir recours aux balsamiques les plus opposés à la corruption, & qui par eux-mêmes sont les moins susceptibles d'altération ; d'où par-conséquent les huiles grasses, le jaune d'œuf, les graisses, &c. soient bannis, ou du-moins n'y dominent pas. Lorsque le pus est trop crud, que les chairs sont trop pâles, il faut employer les baumes artificiels un peu fpiritueux & actifs. Si les chairs font trop abreuvées d'un pus fereux & abondant, il faut recourir aux deſſicatifs, comme la poudre de colophone, de gomme elemi, les tintures de mirre & d'aloes, les préparations de plomb, la pierre medicamenteuſe, les eaux vulneraires où l'on a diſſoud la poudre de fimpatie ou les vitriols deſechés, &c. Si le pus eſt trop gluant & trop épais, on mettra en uſage les deterſifs un peu incifans & actifs, l'onguent verd de Galien, differentes préparations où l'on fait entrer les plantes vulneraires déterſives, & un peu de verd de gris. Les lotions & les injeſtions de leſxive de cendres remplies de fels fixes. Je n'ai rien trouvé de meilleur contre les fuppurations putrides, que le *fedum vermiculare flore albo*, qu'on appelle vulgairement têtes de fouris; fa vertu va même juſqu'à moriginer beaucoup ce virus chancreux; l'experience me l'a appris à l'égard d'une femme, à qui j'avois fait l'amputation de la mamelle droite, à cauſe d'une tumeur chancreuſe qu'elle y avoit depuis vingt deux ans, & qui étoit ulcerée depuis quelques années: il parut fur la fin de la cure de

l'opération, qui en son particulier guérit fort bien, une petite glande sous l'ai-
selle qui augmenta peu-à-peu, & dé-
genera enfin en un cancer ulceré, parceque la malade ne voulut pas que j'en
fisse l'extirpation, avant que les choses
en fussent venuës à cette extremité.
Elle s'y resolut cependant, & même
elle le voulut, lorsqu'elle se vit dans un
état à tout desesperer ; mais alors le peu
de succès qu'il y avoit à attendre de l'o-
pération, parceque les graisses voisines
étoient abreuvées de l'humeur qui fai-
soit la maladie, m'obligea d'en con-
sulter avec *M. de Garengeot*, qui con-
vint avec moi de l'incertitude du
succès ; cependant fondé sur la ma-
xime, *qu'il vaut mieux avoir recours*
à un remede douteux, que d'abandonner
le malade à une mort certaine, il se détermina à l'extirpation, qu'il fit lui-même avec beaucoup de dexterité. L'opération n'attira aucun accident, au-contraire la plaïe fut guérie fort promptement, à cela près que les chairs reste-
rent en cet endroit, plus compactes &
plus fermes qu'il ne convient. La femme d'ailleurs se croiant bien guérie,
rentra dans ces exercices ordinaires, &
agit sans menagement avec le bras du
même côté, joint qu'il ne fut plus que-

ftion de regime ni d'autres précautions.
Quelque tems après la partie fe r'ouvrit par un ulcere chancreux qui devint fi terrible que la pauvre malade
fouffroit cruellement & fans relache.
Les fuppurations étoient fi abondantes,
& d'un fi mauvais caractere, qu'elles
traverfoient & noirciſſoient en un moment, une quantité confidérable delin-
ge dont la malade fe garniſſoit. La
puanteur de ces fuppurations étoit
infupportable : une fiévre continuë,
une foif intolerable, une infomnie continuelle empiroient encore beaucoup
fon état. Les chairs bourfouflées & devenuës fongueufes, formoient fous l'ai-
felle un volume plus gros de beaucoup
que les deux poings. Ne fachant plus,
après avoir emploié envain la ciguë, le
belladona, & les autres folanums, &c.
que faire pour le foulagement de cette
miferable créature ; je m'avifai pour
rafraîchir cet endroit où elle fentoit
fans difcontinuer une ardeur exceffive,
d'avoir recours à la plante, dont je
viens de parler, qu'on appliqua fur la
partie malade, après l'avoir bien pillée.
La malade en reçût un foulagement fi
confidérable, que quelques jours après, les
fuppurations avoient entierement chan-

gé de caractere, elles quitterent leur
mauvaise odeur , elles ne noircirent
plus les linges , & diminuoient de jours
en jours : mais une chose admirable fut
ce qui arriva aux chaires fongeuses, elles
se flétrirent & se dessecherent ; leur volume fut même presque réduit à rien ,
elles tomberent enfin par écailles fort
larges & fort minces. La chaleur, la
douleur, la fiévre, la soif, l'insomnie
cesserent. La malade qui étoit fort dé-
charnée reprit son embonpoint, & enfin l'ulcere se referma entierement ,
mais la partie resta toujours un peu engorgée & dure, ce qui exposa la malade quelques années après, à une autre
recidive , à quoi son peu de menagement avoit beaucoup contribué. Elle
eut alors recours à son herbe, qui lui
fut encore cette seconde fois très-bien-
faisante ; cependant moins que la premiere fois ; car elle ne put refermer
l'ulcere ; mais elle en empêcha tellement le progrès & les accidens, que la
malade a encore vécu 5 ou 6 ans sans
beaucoup souffrir , puisqu'à quelques
mois près, elle agit toujours à son ordinaire, & sans qu'elle parût incommo-
dée ; encore s'en fallut - il beaucoup
qu'elle put être fournie de cette herbe,

aûtant qu'il auroit été néceſſaire pour
en retirer tout l'avantage qu'elle auroit
pu en recevoir, ſi elle ne lui avoit point
manqué. Je n'ai pas trouvé cette même plante moins avantageuſe contre les
ulceres rongeans. Son jus mêlé avec du
ſang ſortant de la veine, donne à celui-
ci une belle couleur rouge, & une con-
ſiſtance ferme. C'eſt cette vertu qu'a
cette plante, de condenſer nos humeurs,
qui fait qu'elle eſt ſi propre pour empêcher leur diſſolution & leur acrimonie putride. Quand les plaïes & les ulceres ſe trouvent dans des ſujets caco-
chimes ou remplis d'humeurs vicieuſes,
qui inondent la partie bleſſée, on doit
deſecher ces ſujets par la tiſane des bois,
par les bois mêmes pris en poudre, par
les cloportes, &c. mais ſurtout par les
purgations ſouvent reïterées. Si les évacuans & les dépurans diaphoretiques &
diuretiques ne réüſſiſſent pas, on poura
eſſaier de corriger ces humeurs par la
voie de *l'inviſcation* avec le lait, avec
les alimens farineux, comme les décoctions, les cremes d'orge, de gruau,
de ris, &c.

Outre les trois ſortes d'embarras que
nous avons obſervé qui arrivent dans
les plaïes, ſçavoir ceux qui ſe font par

[9.]
En orgemens.
qui arrivent
ſur la fin des
plaïes.

étranglement , ceux qui arrivent par
l'écrasement des chairs , & ceux qui
sont suscités par la dépravation des matieres de la suppuration , ou par tranf-
lation de pus , il y en a , dis-je , outre
ceux-ci , encore d'un autre genre ; ce
sont ces engorgemens qui arrivent aux
plaïes anciennes & aux ulceres. L'action
des solides étant perduë ou extrêmement affoiblie par la blessure & par de
longues suppurations , les sucs s'y accumulent & y restent cruds & en congestion. Les cataplasmes résolutifs, dont
nous avons parlé, (*n°. 374.*) sont très-
bons pour défendre la partie , & pour
discuter les humeurs qui l'engagent :
les eaux minerales chaudes sont encore
merveilleuses pour dissiper ces engorgemens , & même pour dissoudre les
matieres qui s'y trouvent tout-à fait
condensées & endurcies. Monsieur de
L'apeyronie substitue à ces eaux une
lexive de cendres de serment ou de ge-
net , dans laquelle on met la partie
pendant l'espace d'une heure ou environ chaque fois, ou bien on la verse
sur cette partie en maniere de dou-
che , ou on l'injecte. Cette lexive qui
est facile à préparer, qui se trouve à
la portée de tout le monde , en tou-

tes fortes d'endroits & en toutes fortes
de faisons, produit des effets merveil-
leux : c'est un remede si fondant, si
pénétrant, si efficace, que ce grand
maître m'a dit avoir guéri par son
moien, des ulceres anciens, fistuleux &
fort caleux. On voit alors les matieres
fixées se dissoudre & sortir par la plaïe,
ou l'ulcere, sous la forme d'une morve
ou de glaires qui cessent enfin de paroître, lorsque la partie est remise en bon
état.

CHAPITRE X.

DE LA GANGRENE.

L A gangrene suppose toujours une
interception de circulation dans la
partie dont elle se saisit, & du-moins un
commencement de putréfaction de ces
mêmes sucs, qui delà se communique
en même tems aux parties solides. C'est
dans cette putréfaction que consiste la
gangrene ; mais la difficulté est d'en
comprendre la cause, surtout à l'égard
de ces gangrenes inopinées, ou qui arrivent en moins de 24 heures. J'ai vu
plus d'une fois, dans des amputations de
membres qui n'étoient point encore

affectés de gangrene, le moignon tomber si promptement en pourriture,
que dix ou douze heures après l'opération, il exhaloit une odeur cadavreuse
très-sensible, & à la levée du premier
appareil après 24 heures, les chairs se
trouvoient si pouries, qu'elles n'étoient
plus en état de soutenir la ligature des
vaisseaux ; au-lieu de sang c'étoit une
liqueur beaucoup plus fluide, puante,
& d'un vilain rouge obscur qui en dé-
couloit abondamment. On dira peut
être qu'il y avoit dès auparavant l'amputation, une grande disposition à la
putrefaction, mais j'en ai vu d'autres
au-moins aussi subites, causées par des
étranglemens survenus à des plaïes,
aussitôt qu'elles étoient faites. Entr'autres exemples que je pourrois rapporter, je me contenterai de celui d'un
païsan qui reçût en marchant dans un
bois nouvellement coupé, un coup à la
jambe contre un chicot : il ne fit après
ce coup que de gagner sa maison, qui
n'étoit pas à une lieuë delà, aussitôt
qu'il fut arrivé, il appella le Chirurgien du païs, qui trouva à sa jambe, la
gangrene qui avoit déja fait un grand
progrès dans les graisses. J'y fus appellé
le lendemain ; je vis que le Chirurgien

avoit été obligé de faire une ouverture
ſur la crête du tibia, preſque de toute
la longueur de la jambe ; & comme il
avoit ouvert en même tems le perioſte,
qui étoit en fort mauvais état, la gangrene ne fit plus de progrès. Des putréfactions ſi promtes ne ſont point faciles
à expliquer. Je ſçais qu'on doit les attribuer à l'interruption de la circulation
dans la partie ; mais ce n'eſt point aſſez :
après la mort les humeurs ceſſent auſſi
de circuler ; cependant elles ne ſe corrompent pas à beaucoup près ſi promtement ; une grande chaleur précede ,
& accompagne toujours d'abord ces
gangrenes inopinées ; c'eſt une preuve
que le jeu des vaiſſeaux n'eſt interdit
que dans la partie qui tombe en mortification. Ne ſeroit-ce point cette chaleur elle-même qui hâteroit ſi fort ici la
putréfaction ? On aura de la peine à le
croire, ſi l'on fait attention que dans
les inflammations, le ſang eſt pareillement arrêté, & que la chaleur y eſt au
moins auſſi grande que dans le cas préſent. J'apperçois cependant une circonſtance qui apporte beaucoup de difference entre une ſimple inflammation
& ces gangrenes, & qui met véritablement la chaleur dans le cas de pro-

duire celles-ci en très-peu de tems. Mais
pour le comprendre , il faut d'abord se
ressouvenir que nous avons prouvé que
notre chaleur , surtout quand elle surpasse considérablement son degré naturel , corrompt en effet très-promptement les humeurs qui ne sont plus vi-
vifiées par l'action des vaisseaux. Or
dans les étranglemens qui surviennent
aux parties blessées , ce sont les veines
qui sont d'abord engorgées & suffo-
quées , parcequ'elles sont plus molles
& plus dénuées d'action que les arteres,
elles se trouvent par-consequent bien
plutôt étranglées que celles-ci. Le sang
arrêté dans les arteres , est agité & enflammé , tandis que celui qui s'accumule de plus en plus dans les veines , y reste immobile & toujours exposé à la
chaleur excessive de l'inflammation qui
subsiste dans les arteres. Ce sang se trouve
donc dans toutes les circonstances, capable d'accelerer le plus la putréfaction.
Dans les engorgemens qui suivent les
grandes contusions, une partie des arteres y conserve encore pour l'ordinaire assez d'action , pour causer une chaleur considérable. Le sang qui s'accumule dans les veines & dans les autres
arteres , dont le ressort est ruiné , se

trouve là pareillement immobile & expoſé à cette chaleur qui le fait bientôt
tomber en pourriture, ſi auparavant on
ne lui donne pas iſſuë. Dans les inflammations extrêmes où tous les capillaires
arteriels de la partie enflammée ſont en
criſpation, de façon qu'il n'y ait plus
aucune échappée pour le ſang qui y
aborde continuellement, la plus grande partie des vaiſſeaux eſt bientôt maî-
triſée, & par-conſéquent engorgée par
le liquide, tandis que l'autre partie reſte encore dans une action violente
capable d'entretenir l'inflammation.
Alors il faut néceſſairement que le ſang
qui ſe trouve arrêté,& ſans mouvement
au-milieu de cette grande chaleur dans
les vaiſſeaux qu'il a forcés, ſe corrompe
tout d'un-coup, & que l'inflammation dégénere fort promptement en
gangrene. Toutes ces diſpoſitions contribuent encore à rendre plus preſſan-
tes les indications pour la ſaignée dans
les inflammations, dans les étranglemens & dans les dépôts ſanguins qui
menacent de gangrene. Quand donc
ces embarras de circulation veulent venir à cet excès, il ne faut point perdre
de tems par rapport à la ſaignée ; parceque quand le mal eſt fait, ce remede
devient inutile.

Une des principales indications que
l'on doit faisir dans la gangrene, c'est
d'enlever les chairs gangrenées , & de
faire bien dégorger les sucs qui croupiffent, & qui sont atteints de putréfaction ; non-feulement parceque ces sucs,
ne peuvent être ramenés à leur premier
état , mais encore parceque c'est par les
sucs que la gangrene commence &
s'entretient , & que ce n'est que par eux
que la putréfaction peut donner atteinte aux folides ; ainfi en faifant degorger
tous ceux qui croupiffent dans la partie gangrenée, & en excitant le jeu des
vaiffeaux qui commence à languir ou à
ceffer, on se débarraffe de sucs qui peuvent communiquer la corruption , &
on en préferve les autres. Voiez ce que
nous avons déja dit là-deffus. *n*°. 121.
(5.) 374.

Si la gangrene vient de l'infufiance
des folides , comme dans la vieilleffe ,
dans les ulceres putrides, dans l'œdeme ; ou bien d'un épuifement , ou enfin d'une dépravation générale des humeurs, on ne peut rien attendre de la
faignée, quand même ces gangrenes fe
trouveroient, comme il arrive prefque
toujours, devancées ou accompagnées
d'une efpece d'inflammation. La faignée

ne ſerviroit alors qu'à augmenter encore la cauſe du mal : il faut ſe défendre ,
comme on peut , dans ces extrémités ,
par l'uſage des *antiſphaceliques* admi-
ſtrés tant interieurement qu'exterieu-
ment.

❊❊❊❊❊·❊❊❊❊❊▼❊·❊❊❊❊❊·❊❊❊❊

CHAPITRE XI.

DES FIEVRES.

§ *1. De la fiévre ſimple en général.*

LA fiévre *eſt une irritation du cœur
& des arteres, qui rend leur jeu trop
prompt & trop frequent.* Nous avons
mis la fiévre au nombre des maladies
qui dépendent des ſolides & des liquides ; car quoique le formel de cette fiévre ſe trouve dans les ſolides , la verité
eſt cependant que *l'incompatible , ou
l'irritant* reſide ordinairement dans les
liquides. Rien n'eſt moins à portée de
nos connoiſſances, que les differentes
eſpeces d'acres capables d'accelerer extraordinairement le jeu des arteres , &
d'allumer par-là ces differens genres de
fiévres qui ſe remarquent par la diverſité
de leurs ſimptômes. C'eſt envain qu'on

376.
Ce que c'eſt.

377.
Le formel de
la fiévre reſi-
de dans les
ſolides , & la
cauſe dans
les liquides.

voudra s'attacher à en démêler la nature & les caracteres, afin d'en tirer des
indications pour la cure de ces fiévres,
surtout des fiévres continuës. Nous
sommes convaincus qu'il n'appartient
qu'à la nature seule de vaincre ces acres,
& que nous ne pouvons tout au plus
que moderer leurs effets, & en prévenir, ou arrêter les suites facheuses. C'est
au hazard à nous découvrir les specifiques exterminateurs des differens irritans *febrifiques* qui naissent, ou qui se
glissent dans nos humeurs, comme
nous en avons déja été favorisés par rapport à celui des fiévres intermittentes.
Tout ce que l'on peut faire en attendant, c'est de nous appliquer à conoî-
tre tous les differens états de la machine pendant le courant de la maladie,
afin de nous y conformer dans la cure.

378.
Les effets de la fiévre sur les liquides. Les effets les plus ordinaires & les plus particuliers de la fiévre, sont l'augmentation de chaleur, la conversion
des sucs gras en sucs bilieux, la défaite
des globules rouges, le racornissement
des sucs albumineux, la coction, ou
l'*invifcation* de l'acre fébrifique ou irritant, la putrescence des humeurs.

379.
Chaleur. La chaleur dépend, comme on l'a
expliqué ailleurs, en même tems de la

force & de la vîtesse du jeu des arteres.
Il faut convenir encore qu'elle suit aussi
l'état des liquides; car si la masse du
sang est fort aqueuse, le pouls auroit
beau par un excès d'irritation, devenir
dur, fort, & fréquent, la chaleur n'é-
galera point cette ardeur brûlante,
qu'on remarque dans les fiévres putrides malignes, parceque les sels trop alcalescens, sont susceptibles d'une activité mordicante, qui augmente beaucoup le sentiment de chaleur.

Il n'est pas difficile d'appercevoir,
que la fiévre a beaucoup de prise sur les
sucs graisseux, & qu'un de ses principaux effets est de les détruire; puisque
rien ne diminuë tant l'embonpoint
que quelques jours d'une fiévre un peu
forte. Cette graisse ne paroît point se
convertir en sang; car cette pâleur que
la fiévre laisse toujours plus ou moins
après elle, selon qu'elle a été plus ou
moins considérable, nous fait assez connoître que la partie rouge déperit beaucoup par cette maladie au-lieu d'augmenter: mais il n'est pas douteux que
les sucs bilieux ne deviennent alors plus
abondans; les urines, les matieres fœcales, la salive, &c. s'en trouvent beaucoup plus chargées qu'à l'ordinaire. Il

femble donc que la perverſion des ſucs graiſſeux, cauſée par la fièvre, les faſſe paſſer immédiatement en matieres bi-lieuſes.

281.
Diſſolution glaireuſe.

La diſſolution du ſang en matiere glaireuſe, eſt un effet des plus ſenſibles, de la fiévre; car il eſt rare, quand on tire du ſang aux fébricitans, que cette matiere glaireuſe ne ſe manifeſte par une eſpece d'huile qui s'éleve au-deſſus du coagulum, où elle s'épaiſſit enſuite; de façon qu'elle forme comme une peau blanchâtre, & quelquefois fort dure & fort coriace. On obſerve que plus le pouls eſt dur ou gêné, plus cette diſſolution eſt conſidérable; auſſi ne paroît-elle jamais plus que dans les inflammations, & particulierement dans certaines fiévres catarrales, où le pouls eſt ſerré, foible & duriuſcule. On peut en effet, lorſqu'on trouve un pouls tel, ſe promettre, ſi l'on ſaigne le malade, de tirer un ſang tout diſſoud; la ſaignée ne ſera pas même achevée qu'on ne voïe une eſpece d'huile ſe ſéparer de la partie rouge, qui, après que le ſang ſe-ra refroidi, formera une eſpece de glai-re épaiſſe & verdâtre. Cette matiere glaireuſe ſe forme, comme nous l'avons dit ailleurs, aux dépens de la partie

nº. 159. [3.]
[4.]

rouge, dont les globules font écrafés
& déploiés par un mouvement qui leur
eft contraire, & qui broüille & confond la matiere dont ils étoient formés,
de façon qu'elle ne forme plus qu'une
humeur liée & femblable à du blanc
d'œuf.

Plus la fiévre eft violente, plus elle
cuit & durcit les fucs albumineux. La
preuve en eft aifée à faire dans une pleurefie, où la fiévre eft violente ; & dans
la fievre catarrhale, où la fiévre eft peu
forte, & où il fe trouve cependant une
fonte glaireufe confidérable. La coüene
qui fe forme fur le fang qu'on tire dans
la premiere, eft dure & fort coriace ;
tandisque dans la derniere elle eft cruë,
glaireufe, & molaffe. Il y a même à
remarquer dans ces differens cas, que
plu cette coüene eft dure, plus le fujet
fe trouve fort, & qu'au-contraire plus
elle refte molle & glaireufe, plus il eft
débile & abattu ; ce qui nous prouve
que la diffolution du fang contribue
beaucoup à la foibleffe dans les maladies, furtout lorfque la force de la fiévre
ne donne pas aux fucs une certaine fermeté qui fuppíée au fang qui fe détruit
dans cette diffolution. Quelques Auteurs difent que la fiévre racornit &

382.
Endurciffe-
ment des
fucs albumi-
neux.

durcit quelquefois si fort les sucs albumineux, qu'elle leur fait perdre tout-
à-fait leur fluidité, & que l'on a souvent trouvé après la mort de ceux qui
perissent de fiévre ardente, le sang tellement torrefié & épaissi, que l'on ne
doute point que ces sortes de fiévres, ne
fassent périr souvent les malades par ce
racornissement qui fait perdre au sang
sa fluidité. Ce qui confirme beaucoup
dans cette pensée, c'est qu'une chaleur
de 94 degrés, suffit pour durcir & épaissir nos sucs albumineux. Or on a quelquefois remarqué une chaleur aussi considérable dans certaines fiévres. On a
de plus observé que non-seulement la
chaleur durcit ces sucs, mais même
qu'en les battant violemment, il se
forme des concretions polipeuses très-
tenaces. Toutes ces raisons portent à
croire, qu'une grande fiévre peut nous
faire perir en épaississant trop notre
sang, tant par la dissipation de la serosité qu'elle cause, que par le racornissement du sang & des sucs limphatiques. Cependant si le racornissement de
ces humeurs avoit lieu jusqu'à ce point-
là dans nos vaisseaux, il n'y auroit pas
d'inflammation où il ne dût arriver ;
car il y a peu d'inflammation dont la

chaleur

chaleur ne surpasse celle de la plus forte
fiévre : il est néanmoins fort rare qu'il y
ait rien de semblable dans les inflammations. Je crois que cet endurcissement
du sang que l'on remarque après la
mort, vient de cette matiere glaireuse
dont nous avons parlé, qui en effet
s'épaissit & se durcit, lorsqu'elle est refroidie. Cette humeur mêlée avec le
sang dans les veines, rend celui-ci épais
& tenace après la mort ; mais quoiqu'il
ne soit pas douteux que la fiévre, surtout quand elle est grande, ne rende
nos sucs albumineux plus fermes, je ne
crois pas pour cela que pendant la vie,
ces sucs se racornissent, jusqu'à perdre
leur fluidité au point de n'être plus meables, & de ne pouvoir plus circuler ;
puisque, comme nous venons de le dire dans les inflammations, ces sucs con-
servent leur fluidité.

La même action des vaisseaux qui
durcit d'abord les sucs albumineux, les
ramolit enfin, & les rend miscibles avec
les autres sucs ; c'est ce qu'on observe
dans une inflammation qui vient jusqu'à suppuration, & dans les fiévres
mêmes après un certain tems ; car les
urines commencent alors à se charger
de matieres qui ont quelque rapport

N

avec le pus qui se forme dans les inflammations, & les matieres qu'on jette par les selles, commencent aussi alors à prendre une consistance plus égale & plus pleine, à devenir fœtides, parceque plus nos sucs sont travaillés par les vaisseaux, plus ils sont disposés à se corrompre dès le moment qu'ils se trouvent exposés à l'air. C'est dans ces dispositions que la coction des humeurs febriles s'acheve, & que le febrifique s'empâte, & s'enveloppe dans les débris des sucs albumineux détruits par la fiévre : car ce n'est que par la voie de *l'inviscation* que l'acre peut être amorti, & rendu impuissant. La *correction* ou la lévigation des particules acres, n'est nullement possible par l'action de nos vaisseaux ; l'on sçait au-contraire, que plus les sels se trouvent exposés à cette action, plus ils deviennent vifs & actifs, notamment les sels volatils huileux de nos humeurs. Nous sommes mêmes convaincus par l'exemple du venin de la petite vérole, que la coction qui le dompte & l'adoucit, ne le fait effectivement que par *inviscation* ; puisque le pus des pustules de la petite vérole, injecté dans nos veines, ne cause d'abord aucun effet; mais quand ce pus est quelques jours arrêté sous l'action des vaisseaux, il de-

vient tumultueux, & bientôt l'on apperçoit les effets de ce levain de la petite verole que ce pus enveloppoit. Tant
que celui-ci a pu le retenir & l'empâter, il la rendu impuiſſant ; mais dès
que ce venin vient à ſe dégager, il ſe
retrouve tel qu'il étoit, lorſqu'il a
cauſé les puſtules d'où on l'a pris : ainſi
la fiévre qu'il avoit excitée en premier
lieu, quoique des plus violentes, n'a
pu rien changer ni diminuer de ſa mali-
gnité.On voit clairement par cet exemple, les deux états d'un fébrifique, 1°.
dans ſon état d'incompatibilité avec
nos vaiſſeaux, lorſqu'il produit la fiévre, 2o. dans ſon état *d'inviſcation*,
tant qu'il demeure paiſible ; & enfin on
le voit revenir à ſon premier état, dès
qu'il vient à ſe développer.

L'*inviſcation* du fébrifique, ſe fait
plus ou moins promptement, ſelon
que celui-ci eſt plus ou moins facile à
dompter. Car plus il eſt ſubtil & actif,
plus il eſt farouche, plus il eſt difficile
à arrêter & à aſſujettir. *Quanto tenuior
eſt, eo difficilius à maſſa humorum ſepa-
rari poteſt*, dit *M. Sthal*. Il faut, comme le remarque cet Auteur, que par
incorporation il ſoit rendu plus groſ-
ſier;autrement cet heterogene trop actif

tourmente toujours les solides , & entretient dans les couloirs, une contraction qui empêche les sécrétions ; & il s'oppose par-là surtout à son évasion : ces filtres, trop sensibles à ses pointes extrémement vives, se froncent, & lui refusent-le passage. Envain voudroit-on pendant ce tems, emploier les purgatifs, les sudorifiques ou autres évacuans pour hâter son expulsion ; ces remedes ne feroient qu'agir de concert avec lui, pour irriter davantage les solides , & pour les rendre encore plus farouches. Alors tout le fruit qu'on retire de ces remedes feroit une augmentation de fiévre, & un retardement de coction : non - seulement il faut pour la délivrance du malade que le febrifique s'enveloppe , mais il faut encore que l'humeur dans laquelle il s'embarrasse, puisse se délaier , & s'allier avec quelque suc excrémenteux qui lui serve de véhicule , de guide & d'introducteur dans des passages qui ne sont point établis pour elle ; car les sucs albumineux sont faits pour rester en propre à la machine , & non pour en être expulsés, si ce n'est qu'il n'y arrive quelque dépravation qui change leur caractere sans retour , & qui les rende inutiles ou nuisibles. Alors il leur faut une issuë, & n'y en

aïant point qui leur soit destinée, ce ne
peut donc être qu'en s'associant avec
quelques autres sucs excrémenteux, qu'-
ils se trouvent entraînées dans des passages empruntés, comme la voie des
sueurs, des urines, & surtout les glandes des intestins : mais il faut qu'ils
quittent leur caractere naturellement
tenace & indissoluble, & qu'ils acquierent cet état de purulence, que l'action excessive des vaisseaux donne véritablement à ceux qu'elle détruit. Alors
ces sucs se laissent pénétrer, délaier,
& entraîner par quelque véhicule excrémenteux, qui lui fait enfiler la voie
que ce véhicule prend lui-même pour
s'évader. Si ces sucs albumineux font
faisis de toutes les matieres acres & irritantes qui entretenoient la maladie,
l'on obtient par leur évacuation une
crise entiere, ou tout-à-fait salutaire
pour le malade. Mais si ces sucs se trouvent dépravés ou détruis par un fébrifique *délétere*, à un point qu'ils ne puissent empâter & assujettir ce fébrifique,
comme il est ordinaire dans les fiévres
pestilentielles,& colliquatives, leur évacuation sera en pure perte pour le malade. Si au-contraire *l'inviscation* du fébrifique se fait dans des sucs albumi-

N iij

[3.]
Crise.

neux qui n'aient pas encore acquis ce degré de coction, qui les rend miscibles avec quelques sucs excrémenteux qui en procure la sortie, cette *inviscation* ne retiendra, & n'amortira que pour un tems le fébrifique, & la fievre sera sujette à retour.

384.
Putréfaction fébrile.
n°. 324.

Le tems favorable aux crises ne s'étend gueres que jusqu'au 14e. jour de la maladie, parceque si le fébrifique est si rebelle, que *l'inviscation* ne puisse pas s'en faire dans cet intervale, la fiévre qu'il continuera d'exciter, causera enfin, comme nous l'avons dit ci-devant, une disposition putride dans les sucs albumineux, déja fort dépravés par l'action trop longtems violente des vaisseaux, à laquelle ces sucs qui n'ont pu s'échapper, n'auront point cessé d'être exposés. Alors cette putrescence détruira dans les sucs albumineux, ce caractere de purulence ou de coction qui les rend propres à l'inviscation des matieres acres, bilieuses ou autres fébrifiques, & qui auroit pu les mettre en état de se confondre avec les sucs excrémenteux pour être expulsés. Cette derniere disposition leur reste néanmoins ; car la putréfaction cause ordinairement une fonte suivie d'évacuations aisées & abondantes. Le séjour des humeurs tra-

vaillées par la fiévre, lefquelles fe trouvent tour-a-tour dans les veines, &
furtout dans la veine-porte, où elles reftent un tems aflez confidérable, prefqu'immobiles, & expofées à une grande chaleur, ce féjour, dis-je, fait que
ces humeurs ne peuvent,comme dans les
inflammations où elles demeurent continuellement fous l'action des vaifleaux,
fe transformer parfaitement en pus,mais
en une matiere qui eft en partie le produit de l'inflammation du fang,en quoi
elle tient du pus, & en partie d'un
croupiffement accompagné de beaucoup
de chaleur,qui les rend plus putrefcentes
que le pus ordinaire.C'eft ce que les Anciens avoient en quelque façon remarqué,lorfqu'ils ont cru que la veine-porte
étoit l'endroit où la putréfaction pre-
noit naiffance dans les fiévres. Toutes
les fiévres qui durent un peu de tems,
font toujours putrides ; mais ce n'eft
d'abord qu'une tendence à la putréfaction, qui épargne encore les humeurs
tant qu'elles font dans les vaifleaux ; ce
n'eft, pour ainfi dire, qu'à la fortie qu'elle s'en faifit. Cependant lorfque la fiévre vient à paffer le 14e jour, une de-
ftruction putride a gagné enfin les humeurs dans leurs propres vaifleaux ;

alors il n'y a gueres à compter sur *l'in-viscation* entiere du fébrifique, la maladie ne finit que par la ruine presqu'entiere des humeurs anciennes ; & lorsque l'affoiblissement des vaisseaux causé par cet épuisement, met ceux-ci hors d'état de rendre les humeurs, qui font cruës & nouvelles, susceptibles du même désastre.

385.
Utilité de la saignée dans la fiévre simple.

On doit regarder la saignée comme la sauve-garde des fébricitans ; il n'y a qu'elle presque que nous puissions mettre au-devant des accidens dont ils font menacés. Craint-on un dépôt, une inflammation, une rarescence capable de rompre les vaisseaux, une exaltation extrême des sucs huileux, une trop grande torréfaction des sucs albumineux, des endurcissemens polipeux, un défléchement des humeurs ? C'est toujours à ce remede qu'on a recours.

C'est encore elle qu'on oppose à la production des matieres fébriles, irritantes. La fiévre tend à la destruction des sucs gras, elle les exalte, les réduit en humeurs bilieuses ; c'est même delà que dépend ordinairement cette augmentation progressive de la fiévre, qui fait que jusqu'à un certain tems celle-ci devient de plus forte en plus forte, parcequ'à mesure que cette fiévre volatilise

les graisses, elle se fournit à elle-même
un surcroît de matieres irritantes, qui
concourent avec la premiere cause, à
l'entretenir & à l'augmenter. Ces matieres bilieuses deviennent plus ou
moins malfaisantes, à proportion que
le febrifique en son particulier est puissant, à proportion que le temperament
est vif, & à proportion que la bile excrémenteuse s'évacue plus ou moins
bien pendant le cours de la maladie. Il
est facile d'appercevoir qu'il faut premierement retrancher les alimens char-
gés de sucs graisseux ; qu'il faut banir
toutes drogues chaudes & stimulantes,
& qu'il faut avoir recours aux remedes
qui sont rafraîchissans, & capables de
temperer l'acrimonie bilieuse, tels que
ceux qui ont été détaillés au chapitre,
de l'intemperie bilieuse, dont on doit
composer differens genres de lavages,
comme boüillons, tisannes, crêmes
d'orge, apozemes, juleps, émulsions,
clisteres, &c. pour détremper & éteindre les humeurs trop animées. Ce n'est
pas assez ; nous devons encore diminuer la puissance des solides qui concourent à la production & à la trop
grande activité des matieres bilieuses.
Les saignées secondent ici doublement

N v

*[1.]
Regime & re-
medes qui
conviennent
dans la fié-
vre.*

nº. 285.

notre intention ; premierement elles af-foibliſſent les vaiſſeaux , elles rendent leur jeu plus moderé , plus mou , & moins deſtructeur par rapport à nos ſucs doux & onctueux. Les humeurs acres ſe laiſſeront plus facilement enve-lopper;elles effaroucheront moins le fe-brifique qui a excité la fievre , il ſera auſſi par - conſéquent moins difficile à aſſujettir ; ainſi la coction ſe fera , ſi on le peut dire , plus tranquillement , plus promptement & plus ſurement. Second-ement elles relâchent les ſolides ; elles les diſpoſent par-là à ſe prêter davanta-ge aux évacuations ; elles font que les voies de décharge , importunées par les matieres qui doivent être évacuées , ne ſont plus ſi ſuſceptibles d'irritation , ni de froncement ; on peut même alors les ſolliciter par des purgatifs avec moins de danger , pour avancer les ſé-cretions , ou pour les rendre plus abon-dantes , ſurtout lorſqu'il eſt queſtion de rappeller vers ſes couloirs une humeur vicieuſe , en *orgaſme* ou fourvoiée , & qui menace quelque viſcere.

On craindra peut être en dégradant les forces par d'abondantes ſaignées , de jetter les ſolides dans une ſorte d'in-ſuffiſance capable d'empécher , ou de retarder les criſes ; car dira-t'on , la coction est une sorte de victoire que la nature remporte sur les humeurs vicieuses par l'action dominante des vaisseaux, & il paroît même que l'on n'a rien tant à menager, que les forces d'un malade, pour ne le pas exposer à succomber dans ces mouvemens critiques, qui sont ordinairement si impetueux & si redoutables.

Cette difficulté n'est faite que pour les gens qui n'ont pas d'idées exactes des opérations de la nature, & qui n'ont pas remarqué que c'est de la force même des malades, que dépend beaucoup la violence de ces mouvemens, & que personnes ne risquent plus dans les fièvres aiguës, que les sujets les plus vifs & les plus vigoureux, comme les sanguins & les bilieux, qui periroient presque tous, si on ne les affoiblissoit pas par les saignées, & par une diete austere ; tandis que la cause qui excite ces maladies, est comme impuissante dans ceux où le phlegme domine, & où les vaisseaux sont, pour ainsi dire, sans force & sans défense. Le tems de la coction dépend beaucoup de la malignité plus ou moins grande du febrifique, & quoiqu'on fasse, on ne peut pas toujours avancer ce tems : il y a même des maladies où il paroît comme fixé, par exemple dans les pleurefies, les peripneumonies, &c. & c'eſt par ces maladies là mêmes, que nous ſommes certains que la ſaignée n'apporte point de retardement ni d'empêchement aux criſes; car il n'y à point de maladies, où l'on ſaigne plus que dans celles qu'on vient de nommer, & il n'y en a point cependant où les criſes ſe faſſent plus regulierement. La ſaignée, comme on vient de le remarquer, ne peut qu'eloigner les principaux obſtacles qui pouroient s'y oppoſer, & elle diſpoſe favorablement toutes choſes pour la délivrance du malade; parceque c'eſt juſtement en partie par cette dégradation même qu'elle cauſe, que la maſſe du ſang devient incapable de ſoutenir la viguenr, & la revolte dans les ſolides; que ceux-ci s'appaiſent, & que leurs opérations rentrent dans l'ordre; que les rareſcences ſe rabattent; que les ſucs bilieux ne ſont plus expoſés à des vibrations ſi violentes; que les matieres irritantes s'enveloppent dans les débris des ſucs albumineux; que celles-ci ne bleſſent plus les filtres; que les filtres de leur côté ne les repouſſent plus, & qu'ainſi la dépuration peut ſe faire plus promptement & plus parfaitement.

Il est important de relire ce qui est écrit ci-devant pages 152. 153. 154. & 155. de la purgation dans la fiévre, lorsque le tems de l'inflammation du sang se passe, & que la torrefaction des sucs albumineux commence à se tourner en coction & en putrescence. Nous avons de plus à faire remarquer ici que souvent ce sont les premieres voies qui fournissent le febrifique, sans même qu'on ait lieu de s'en appercevoir : car pour causer une fiévre, un gros volume de matiere n'est pas nécessaire, une petite parcelle qui aura acquis un caractere incompatible avec le genre arteriel, suffit pour le faire entrer dans une agitation extraordinaire. C'est-pourquoi il ne faut pas toujours, pour soupçonner les premieres voies de fournir la cause de la maladie, en juger par les marques d'un estomac plein, ou chargé de matieres dépravées; il suffit de n'avoir point de contrindication pour s'assurer de ce côté-là dès le commencement de la maladie, particulierement par quelques grains de tartre stibié donnés en lavage entre deux saignées. Quand même le fébrifique viendroit d'ailleurs, quand il seroit fourni par

387.
Usage de la purgation.

une bile excrémenteuſe qui auroit manqué de s'évacuer à propos, ou quand
même il viendroit d'un air mal ſain, la
précaution feroit toujours très-utile,
parcequ e s'il fe trouvoit quelques ordures
dans l'eſtomac, qui ne feroient pas encore
nuiſibles; la chaleur de la fiévre peut
bientôt leur faire acquerir par la putréfaction, un caractere malfaiſant; ainſi
faute d'y prêter attention, une fiévre qui
d'abord ſera très-ſimple, poura devenir putride maligne. Le plus ſur eſt
que rien ne ſéjourne dans les premieres
voies durant la fiévre, parceque tout y
eſt diſpoſé en faveur des mouvemens
ſpontanés les plus pervers; mais il eſt
de conſequence de préferer dans ces
commencemens, un vomitif à un purgatif, non ſeulement parcequ'un vomitif
vide mieux l'eſtomac, & qu'il exprime
& chaſſe la bile de la veſicule, il a de
plus cet avantage, c'eſt qu'après ſon action il laiſſe le malade tranquille & n'a
aucune ſuite, ſurtout quand on n'épargne pas les ſaignées : au-contraire ſi on
emploie un purgatif doux, il ne pro-
duira point l'effet dont on a beſoin; ſi
il eſt fort, il augmentera beaucoup la
fiévre; puiſque dans l'état de ſanté même, un pareil purgatif cauſe quelque-

fois, après avoir beaucoup travaillé pendant une journée, une fiévre qui dure pendant 24 heures, & même plus. Mais outre que les purgatifs sont véritablement fébrifiques, ils ont le défaut de n'avoir que fort peu d'effet sur l'estomac, en comparaison de celui qu'ils ont sur les glandes des intestins qu'ils irritent & tourmentent alors envain : car dans ces premiers tems, les intestins ne fournissent que les excrémens qui se trouvent dans leur canal ; il n'y a point de la part de la masse du sang, de dépuration à esperer par cette voie, ni par ce moien avant la coction, à moins qu'il n'y ait colliquation putride. On doit donc être attentif à ne donner aux fébricitans, que des alimens fluides & fort legers qui passent promptement, & à entretenir continuellement la décharge du ventre par les lavemens qui ne fassent seulement que laver, tant qu'il n'est pas encore question de la dépuration des humeurs, & que la masse du sang ne dépose encore rien dans les premieres voies. Mais on peut, comme nous l'avons déja dit, rendre ces lavemens un peu laxatifs avec la casse, les lenitifs, les herbes émollientes & laxatives, le miel violat, &c. lorsqu'on

n°. 328.

s'apperçoit par des déjections plus bilieuses, plus fœtides, & qui ont une consistance de purée, que les couloirs qui se dégorgent dans les intestins, rentrent dans leur fonction, & que la masse du sang commence à fournir, & à se débarrasser des matieres febriles dont elle est chargée : ce qui arrive vers le dix ou le douze de la maladie, où les urines commencent à se charger & à entraîner un sediment qui prend de la consistance, & qu'elles déposent déja un peu au fond du vase.

§ II. *Des fiévres inflammatoires.*

388.
Les fiévres inflammatoires deviennent humorales.

NOus entendons par ces fiévres, celles qui dès le commencement sont accompagnées d'inflammation ; comme la *pleuresie*, la *peripneumonie*, la *phrenesie*, l'*inflammation du foie*, de l'*estomac*, des *intestins*, des *reins*, de la *vessie*, &c. Quoique les fiévres inflammatoires soient ordinairement une dépendance de l'inflammation, elles doivent être regardées aussi comme humorales ; car elles causent dans les humeurs les mêmes effets que les fiévres simples ; elles sont par-conséquent suivies de coction, de crises, &c. elles ont cela de commun qu'elles sont à-peu-près assujetties aux mêmes remedes & aux mêmes regles. La purgation doit y attendre son tems comme dans les fiévres simples , excepté qu'elle a moins lieu dans le commencement , si ce n'est qu'on soupçonne dans les premieres voies quelque residu ou quelque matiere , dont le séjour seroit à craindre. On a ordinaire alors de purger avec quelque minoratif, qui peut à la verité entraîner de ces matieres qui se trouvent dans les intestins ; mais il ne peut rien ou presque rien , comme nous venons de remarquer dans le chapitre précedent , sur celles qui se trouvent dans l'éstomac ; ce qui engage les plus fameux Praticiens à n'y point compter,& à avoir recours tout d'abord à un vomitif, surtout lorsque la partie enflammée n'a pas beaucoup à souffrir des efforts du vomissement. Dans les inflammations de poitrine , de la gorge & des intestins mêmes , ils ne font pas difficulté d'y avoir recours, lorsqu'ils redoutent dans l'éstomac , la présence de quelques matieres miscibles, & capables d'entretenir l'inflammation même. Le succès confirme souvent très-évidemment la bonté de cette methode , pourvû qu'on en

prévienne les inconveniens par d'a-
bondantes saignées faites devant & immédiatement après, & qu'on choisisse
pour cet effet le tems de remission.

Les mauvais Praticiens ont ordinairement du panchant pour les sudorifiques, & indistinctement dans tous les
tems de la maladie; parceque ces remedes paroissent quelquefois sauver les
malades, surtout dans les pleuresies. Il
est cependant vrai qu'on ne leur est pas
si redevable qu'on pense: premierement
parce qu'ils ne peuvent être suivies d'un
bon effet qu'après une coction, & lorsque la crise, ou l'évacuation des matieres vicieuses prend la voie des sueurs.
Secondement, parcequ'indépendamment de ces remedes, la sueur n'arrivera
pas moins, si les matieres ont plus d'affinité avec les couloirs de la peau, qu'a-
vec les autres. C'est pourquoi il est plus
avantageux d'être retenu sur l'usage de
ces remedes échauffans, que de s'exposer à les donner mal à propos. En
attendant que le tems de la dépuration
des humeurs soit arrivé, on peut ici,
comme dans les autres fiévres, avoir recours aux humectans & aux rafraîchissans, mais seulement à ceux qui sont
insipides; car les acides & les autres re-

medes aceteux ou falins, ont une forte
d'acrimonie, qui les rend du-moins redoutables par rapport à la partie enflammée.

Tous ces remedes font d'un petit fecours en comparaifon de la faignée,
aufsi l'expérience en a t'elle fi bien ma-
nifefté les bons effets, qu'il n'y a point
de Praticiens aujourd'hui un peu verfés
dans l'art de guérir, qui ne mettent en
quelque forte toute leur confiance dans
ce feul remede. C'eft en effet de toutes
les maladies, celles où on l'emploie avec
plus de profufion; car il n'eft point rare qu'on y fafle jufqu'à quinze & même
jufqu'à vingt faignées en fept ou huit
jours : nous en avons des exemples fort
remarquables. En voici un dont nous
fommes peut-être redevables au hazard.
M. Boüillac Medecin des Enfans de France, ordonna, lorfqu'il étoit en core Medecin de l'Hôpital de la Charité de Verfail-
le, qu'on faignât toutes les trois heures
jufqu'à ce qu'il en eut ordonné autrement, un Religieux de S. Lazare qui
avoit une pleurefie. Ce Medecin eut befoin de partir pour Paris, il fut plus
longrems qu'il n'efperoit fans revoir fon
malade. Le Chirurgien fe crut obligé
de réïterer de trois en trois heures les
faignées, ainfi qu'elles avoient été pref-

crites, jufqu'au retour du Medecin, qui
ne reparut que le troifiéme jour après
fon ordonnance; en forte que le malade
fut faigné dix fept fois dans l'efpace de
cinquante une heures. Cette rifible
avanture n'eut cependant rien que de
favorable pour le malade. Mais un
exemple mieux prémedité, & encore
plus propre à raffurer les *hemophobes*,
font les feize faignées que *Monfieur Petit* fit en 12 heures, & avec fuccès, à un
boulanger extrémement preffé par une
efquinancie.

§ III. Des dépôts.

DE tous les accidens qui furviennent dans les fiévres, il n'en eft
gueres qui méritent plus d'attention,
que les dépôts qui arrivent par la décharge des matieres morbifiques fur
quelque partie. On peut reduire ces dépôts en deux claffes; à ceux qui fe font
par *crifpation*, & à ceux qui fe font par
engorgement.

389.
Dépôts in-
flammatoi-
res.

Ceux qui fe font par *crifpation* font
de véritables inflammations excitées par
l'*heterogene* febrifique. Lorfque ces dépôts inflammatoires viennent à l'exterieur; qu'ils n'ont rien de dangereux;

que *l'heterogene* qui a allumé la fiévre,
se trouve presque totalement emploié
à ce froncement qui cause l'inflammation ; & que la maladie qui étoit, accompagnée d'accidens vehemens s'appaise
presqu'entierement, les Praticiens les
plus sages conseillent alors de ne rien
remuer, ni par la saignée, ni autrement;
ils conseillent au-contraire de procurer
par la suppuration, l'enveloppement ,
& l'issuë à cet *heterogene* pernicieux qui
s'est accroché-là lui-même, à mesure
qu'il y a été entraîné par la circulation.

Remarquez en passant que tout cela
se fait sans aucun mouvement critique ,
sans aucune intention , ni sans aucune
opération particuliere de la nature. C'est
une matiere irritante qui flotte au gré
de la circulation, qui par sa trop grande mordacité , se ferme à elle-même le
passage dans certains endroits , ou dans
certains vaisseaux , où sa malignité a
plus de prise. On s'étonnera peut être
que cet *heterogene* répandu dans toute
la masse du sang, puisse ainsi se canton-
ner dans quelques endroits , & quelquefois même dans un seul , sans y être
particulierement dirigé par quelque im-
pulsion , ou direction *authocratique*.
Ceux qui ont de la peine à se persuader

390.
Ces dépôts
n'arrivent
point par
mouvement
critique.

qu'un tel *phenomene* puisse arriver par
les loix generales de la circulation, paroissent ne pas jetter les yeux sur plusieurs opérations naturelles qui leur en
feroient sentir la possibilité. L'urine est
répanduë par toute la masse du sang ;
elle n'a que les reins pour voie ordinaire de sa décharge. Je demande si la nature dérange ses loix générales, en faveur
de ceux qui prennent des eaux minerales, & qui rendent en très-peu de tems
par cette seule voie, toute l'eau qu'ils ont
pris. Cette eau a cependant parcouru
tout le corps, les guérisons qu'elle opé-
re, nous le certifient. Un tel exemple
laisse-t'il à douter qu'une matiere étrangere répanduë dans la masse du sang,
puisse en plusieurs jours à force de circuler, passer pour la plus grande partie
par un même endroit, & s'y arrêter
par-conséquent ? Si elle vient à y causer, à mesure qu'elle y aborde, *une
crispation* qui lui ferme le chemin ; est-
il plus sensé de recourir, pour expliquer
ce fait, à des suppositions purement ima-
ginaires ? Qui peut accommoder aux
loix de l'œconomie animale, ce prétendu effort du centre vers la circonference, que la nature fait, dit-on, pour se
débarrasser d'une matiere qui lui est à

charge ? Quels organes peut-elle employer pour pousser & pour conduire ces matieres, autres que ceux de la circulation ? Qui séparera ces matieres à toutes les bifurcations, ou à toutes les ramifications qu'elle rencontre, pour l'obliger d'enfiler les branches qui ne vont qu'à la circonférence, & même quelquefois en un seul endroit de cette circonference ; pour les enfiler, dis - je, exclusivement à une infinité d'autres qu'elle rencontre dans sa route, & qui s'offrent également à elle ? Plus on consultera le mécanisme du corps humain pour résoudre ces difficultés, plus on restera sans réponse, & on sera réduit à avoüer que ces dépôts inflammatoires arrivent comme tous les autres *simptomes*, par irritation, & qu'ils ne sont point de la nature de ces *excrétions critiques*, qui, comme nous l'avons expliqué, consistent uniquement dans *l'inviscation* de matieres irritantes, dans les débris du sang devenus en état d'enfiler les glandes excrétoires, & dans une meilleure disposition de ces mêmes filtres, qui fait qu'alors ils ne refusent plus le passage à ces matieres adoucies.

391.
L'humeur vicieuse ne contribue

Pour achever de se donner une juste idée de ces dépôts inflammatoires, il faut encore faire attention que la cause qui les produit, ne contribuë presqu'en rien au volume qui nous les rend sensibles. Ce volume vient du sang qui n'est point coupable ici, & qui ne s'y trouve que parcequ'on lui a fermé le passage. S'il paroît alteré, *ichoreux*, *aduste*, *caustique*, gangreneux, &c. ce n'est que depuis qu'il s'est trouvé arrêté là, & qu'il a été perverti par le desordre extrême que l'irritant cause dans l'action des vaisseaux qui le retiennent.

On n'est pas toujours assez heureux que *l'heterogene* aille, pour la plus grande partie, s'accrocher vers la circonference; il est quelquefois si abondant & si pernicieux, qu'il en reste encore tellement dans la masse des humeurs, que la fiévre & les accidens continuënt avec le même danger, indépendamment de celui qui a fait éruption au-dehors, & même ces éruptions exterieures une fois apperçuës, ne servent souvent qu'à contribuer à la perte du malade. Le respect qu'imprime cet heterogene cantonné au-dehors, empêche qu'on ne continuë les remedes essentiels pour parer ; s'il est possible, les coups meurtriers que l'autre porte au-dedans. Les Praticiens courageux & habiles, passent à cet égard, aux dépens même de leur réputation,

tation, par-deſſus les préjugés vulgaires; ils ne diſcontinuent point les ſaignées, tant que le peril de l'inflammation menace imminemment au-dedans,
& dans ces circonſtances loin que les
dépôts du dehors les retiennent, ils
leur marquent au-contraire, qu'ils ont
affaire à un incendiaire qui tend à cauſer interieurement d'autres inflammations bien plus funeſtes, que ne ſeroit
la prétenduë rentrée de ceux-là, qui
ſont cependant, ce que le vulgaire redoute ſi fort. Peut-être que les victoi-
res que ces grands maîtres remportent
quelquefois ici par la ſaignée, dans les
cas les plus deſeſperés, encourageront
ces Praticiens trop circonſpects qui n'o-
ſent ſaigner en pareil cas, quelqu'indication qui ſe préſente pour ce remede.

Le dépôt par l'engorgement, *eſt un emplacement qui ſe fait ſur la fin d'une maladie, des matieres vicieuſes, qui au-lieu de ſuivre les routes qui conduiſent aux voies de decharge, s'infiltrent & ſe fixent dans la ſubſtance de quelque partie.*

393.
Dépôts par engorgement.

Le point le plus difficile à ſaiſir dans la cure des dépôts par engorgement, ſurtout à l'égard de ceux qui arrivent interieurement, eſt le choix qu'il y a à

394.
Indication pour la ſaignée & pour la purgation.

O

faire entre la saignée & la purgation.
Voilà une matiere à remüer, & à déplacer ; la saignée ne peut y contribuer
que par *dimotion*, ou par *dépletion*. Il est
rare, comme nous l'avons prouvé ailleurs, que la saignée puisse du côté du
remuëment, être de quelque effet sur la
fin des maladies, où les humeurs sont
fort appauvries, & où les saignées
n'ont pas été menagées, puisque ce n'est
que dans le cas de répletion que la saignée est capable de dimotion, ou bien
lorsque l'humeur glaireuse est racornie
& abondante, & qu'elle gêne le jeu des
vaisseaux : car dès que la saignée est
parvenuë jusqu'à relâcher les solides,
elle ne peut ensuite que les affoiblir, &
les mettre de plus en plus hors de défense.

La dépletion est l'autre effet de la saignée, sur lequel on peut compter dans
les dépôts par engorgement ; car en
mettant toutes les parties à contribu-
tion, elle peut tirer une portion de l'humeur arrêtée, ou lui fournir plus d'aisance, ou plus de place pour être rap-
pellée dans les voies de la circulation :
mais malheureusement la dépletion que
cause une saignée, est peu considérable
pour un cas si pressant. On avouëra qu'à

cet égard la purgation l'emporte de
beaucoup sur la saignée ; que d'ailleurs
elle affoiblit moins, & qu'elle sollicite
plus puissamment les vaisseaux à se décharger ; ainsi la purgation vide & remuë
incomparablement plus que la saignée.
C'est donc dans le cas présent un remede bien plus efficace & bien plus promt.
La saignée ne convient gueres ici que
pour plus grande précaution, surtout
lorsqu'on a lieu de soupçonner que quelque froncement, ou quelque disposition inflammatoire est de la partie, &
que les douleurs, le délire, la tension
du ventre, l'état de la fiévre ou du
pouls, contribuent à ce soupçon. Mais
lorsqu'il n'est question que d'un embarras sourd & indolent qui occupe une
partie, & qui, pour ainsi dire, ne s'y
fait connoître que par l'empêchement
qu'il apporte aux fonctions de cette partie, dans un tems de la maladie déja
avancée, que les signes de coction ont
commencé à paroître, que les saignées
n'ont point été épargnées dans le cours
de la maladie, & que le sang est devenu moins coüeneux & suffisamment se-
reux, la purgation alors est visiblement
préférable à la saignée. Il n'y a pas longtems qu'un curé fut pris d'un rhume,

il le fit faigner, & ufa de pectoraux à
l'ordinaire; la maladie s'opiniâtra & dé-
genera en peripneumonie. On eut par-
deffus toutes chofes recours à d'abondantes faignées qui dégagerent la poitrine, mais le dixiéme jour de cette derniere maladie, le cerveau s'embarraffa
confidérablement pendant la nuit. Le
malade tomboit dans de fréquentes fincopes, il étoit tellement accablé, qu'il
ne pouvoit parler, ni ouvrir les yeux ;
fon pouls étoit fort débile & intermittent. On fut occupé toute la nuit à le
veiller, & à le foutenir dans les foiblef-
fes, avec de l'eau de la Reine d'Hongrie.
Arrivé le matin auprès du malade, j'apperçûs facilement la caufe de cet abatement. La purgation me parut préférable à la faignée, parcequ'on n'étoit
pas en défaut du côté des faignées, &
que le fang s'étoit trouvé en dernier
lieu peu coüeneux, & bien fourni de
véhicule. Je fis fondre dans trois cho-
pines d'apofeme, trois onces de manne, & onze grains de tartre ftibié ; on
diftribua cet apofeme au malade par
verrées, d'abord de quart d'heure en
quart d'heure, & enfuite de demie heure en demie heure. Je ne quitai point
pendant l'opération du remede, afin

d'en arrêter ou retarder les prises, fuivant l'effet qu'il produiroit. Les premieres verrées firent un peu vomir, les
autres agirent uniquement par les felles.
On apperçût, à mesure que le malade
évacuoit, un changement notable dans
ses yeux, dans son pouls & dans ses
forces, les fincopes cefferent entierement avant que l'apofeme fut fini. Cette réuffite m'engagea à réïterer le même
remede, à la difference qu'on éloigna
un peu plus les prises ; de façon qu'au
moien de 22 grains de tartre ftibié, &
de fix onces de manne répandus dans ces
apofemes, adminiftrés dans la même
journée, le malade fut entierement délivré d'un peril imminent.

En 1727 il regna, fur la fin de l'été,
des fiévres intermittentes qui portoient
promptement au cerveau. Les malades
fe trouvoient pendant l'accès, dans un
accablement & dans un affoupiffement
extrême. Ces accidens augmentoient de
plus en plus à chaque accès, jufqu'à ce
qu'ils euffent tué le malade, fi on ne
s'oppofoit pas au-plutôt à cette dangereufe maladie. Pour la combattre j'eus
dès les premiers jours recours à un quinquina bien purgatif, que je faifois prendre pendant l'intermiffion : je refervois

la faignée pour le tems de l'accès ; de
cette maniere aucun de mes malades ne
perirent. Il n'y a perfonne un peu verfé
dans la pratique, qui n'ait par devers foi
beaucoup de faits de ce genre, & auffi
décififs en faveur des purgatifs dans
les dépôts qui fe font par engorgement.
N'oublions pas au-furplus de dire que
les *veſſicatoires*, les *finapiſmes* & les autres irritans capables de faire diverfion,
s'emploient auffi avec fuccès contre ces
fortes de dépôts.

---

§ IIII. *Des fiévres malignes.*

ON a coutume de comprendre fous
le nom de fiévres malignes toutes celles qui, fans être pour l'ordinaire extrémement violentes par elles-mêmes, font néanmoins très-périlleufes,
à caufe des accidens qui les accompagnent, ou qui leur furviennent. De ce
genre font.

1°. Celles où les forces font extraordinairement abatuës, foit parceque le
principe vital y eft directement attaqué,
n°. 268. comme on l'a expliqué ci-devant, foit
que la caufe de la maladie produife une
diffolution dans le fang comme dans
n°. 327. 328. la putréfaction ; foit que quelque in-

flammation occupe quelque partie où le genre nerveux se trouve fort attaqué comme à l'estomac, au diaphragme, & surtout au cerveau ; ce qui fait dans ce dernier cas la fièvre maligne cérébrale, dont il est tant mention aujourd'hui.

2°. Celles dont la cause détruit ou pervertit les liquides, comme les putréfactions *ichoreuses, gangreneuses,* & *colliquatives.*

3°. Celles où le jeu des solides est extrémement troublé par des tensions, ou par des agitations convulsives ; parceque l'irritant attaque fortement le genre nerveux.

4°. Toutes celles où il arrive éruption ou des pustules inflammatoires à la peau, comme les fièvres pourprées, la rougeole, la petite verole, celles où il survient des érisipelles milliaires, des charbons, des antrax, &c.

Nous avons parlé à fond de tous ces differens accidens des fièvres malignes, lorsque nous avons traité de la débilité du principe vital, de la putréfaction des humeurs, des inflammations & des dépôts ; c'est-pourquoi nous ne nous y arrêterons pas davantage, si ce n'est à la petite verole : car quoique les dif-

ferens caracteres de malignité dont cette maladie eſt ſuſceptible , conſiſtent
dans les mêmes accidens dont on vient
de parler , il me ſemble qu'à cauſe que
c'eſt une maladie ſur laquelle le Public,
& beaucoup de Praticiens peu inſtruits,
ont quantité de faux préjugés , il eſt à
propos d'en dire quelque choſe par rapport à ſa cure , en examinant cette maladie ſimplement , ſelon ce qu'elle eſt
eſſentiellement , indépendamment des
differens accidens des autres fiévres
malignes qui peuvent s'y joindre , &
dont il a été aſſez parlé dans les endroits
que nous avons cités.

---

§ V. *De la petite verole.*

Tous les Praticiens de la plus haute
réputation , ſe ſont déclarés pour
la ſaignée dans tous les tems de la petite
verole , lorſque la fiévre , ou d'autres
accidens paroiſſent l'exiger. Les puſtules ne paſſent plus parmi eux pour une
contre-indication par rapport à ce remede ; & ils n'ont point la lâcheté de
s'accommoder aux fauſſes opinions,
dont le Public eſt fortement préoccu-
pé , & qui font la loi à quantité d'autres
qui craindroient de s'oppoſer à leurs

avancement , s'ils n'agiſſoient confor-
mement à ces préventions. Ce qui en
impoſe encore davantage au Public ,
ſont certains ſentimens qui , quoiqu'-
indignes d'être débités par des Medecins dans un ſiecle auſſi éclairé que le
nôtre , ne laiſſent pas d'avoir encore
des partiſans. L'éruption de la petite
verole paſſe toujours chez ceux-ci pour
un mouvement critique , pour une
opération de la nature qui fait effort
pour chaſſer au-dehors , ou pour pouſſer du centre à la circonference, un ennemi contre lequel elle bataille au-dedans, juſqu'à ce qu'elle ait remporté ſur
lui une victoire entiere. L'emploi d'un
Medecin eſt, ſelon eux , d'être là pour
la ſeconder, pour lui donner des forces, en cas qu'elle plie ; c'eſt-à-dire, en
cas qu'elle ne puiſſe pas ſurmonter cette
matiere nuiſible, par une expulſion complette. S'il en reſte au-dedans, ils impu-
tent ce malheur à l'inſufiſance de la nature. Ils croient même que c'eſt moins
une éruption que la nature a en vuë,
qu'une eſpece de *diaphoreſe* : c'eſt pour
ſe conformer à ſes intentions qu'ils
prennent la même voie , en ordonnant
des cordiaux *Diaphoretiques* & *Sudorifi-*
ques, dont ils continuent même l'uſa-

395.
L'éruption
de la petite
verole ne ſe
fait point
par un mou-
vement cri-
tique.

O v

ge après l'éruption , de crainte que le
venin ne vienne à rentrer. Leur sentiment est que tout évacuant qui opere
par d'autres voies que par la transpiration , est pernicieux , parcequ'il agit
dans un ordre renversé, ou entierement
opposé à celui que tient ici la nature ,
toujours tenduë, & toujours tournée
du centre vers la circonference. Des remedes qui donnent aux humeurs une
autre détermination , changent cette
direction, ils défont ce que la nature a
fait pour le salut du malade , ils rappel-
lent au-dedans ce qu'elle conduit au-
dehors. Selon cette idée , la saignée paroît nuisible & doublement nuisible ;
parcequ'elle affoiblit la nature qui a besoin de toutes ses forces pour triompher, & parcequ'en tirant le sang des
gros vaisseaux, elle donne à celui des
capillaires, un mouvement de la circonference vers le centre ; mouvement qui
peut causer la rentrée des pustules.

Le Public qui ignore la vraie maniere dont la nature agit , ou peut agir , &
qui ne connoît point d'autre mal que ces
pustules qu'il voit au-dehors, ne peut
manquer d'applaudir à des raisonne-
mens qui sont si fort à sa portée, & de
s'en prévenir assez pour prendre les sai-

gnées en averſion,& pour leur attribuer la mort de ceux qu'elles n'ont pu ſauver. Une choſe qui contribuë encore beaucoup à cette oppoſition, c'eſt qu'ils ne diſtinguent point les petites veroles ſimples & benignes, de celles qui ſont accompagnées d'accidens mortels , & qu'on ne peut combattre que par la ſaignée. On voit des milliers de malades dans le premier cas, guérir ſans ſaignées, & avec des remedes chauds ; parcequ'alors le ſuccès eſt ſouvent indépendant du bon ou du mauvais traitement. On voit au-contraire échapper peu de ceux que l'on eſt obligé de rafraîchir , & de ſaigner beaucoup, parcequ'il eſt queſtion alors de ſe défendre contre des accidens qui ſurpaſſent ordinairement toutes les forces de la nature & de l'art. Le Public qui ne juge des remedes que par l'évenement , doit donc ſe laiſſer prévenir aiſément contre ceux qu'on emploie ici dans les cas les plus dangereux. Mais ceux qui traitent les malades , ne doivent point avoir la foibleſſe de condeſcendre , ſans autre examen , à de pareils jugemens.

Les puſtules de la petite verole ſont autant de petits dépôts inflammatoires. Il n'eſt pas beſoin que nous repetions ici

396.
Les puſtules de la petite verole , ſont

O vj

des dépôts
inflamma-
toires.

*n°. 389. &
suivans.*

ce que nous avons dit ci-devant de ces
fortes de dépôts, pour prouver qu'ils
ne font jamais l'effet d'un mouvement
critique. Qui eft - ce qui ne voit pas
d'ailleurs qu'il eft auffi ridicule de prendre ces petites inflammations pour l'effet d'une tendence à la tranfpiration,
que de prendre l'inflammation de toute autre partie, pour une tendence à la
fécrétion qui convient à cette partie ?
Le ridicule de cette penfée fait auffitôt
appercevoir, combien les vuës de ces
Praticiens qui n'ont que les fueurs en re-
commendation, font peu juftes, lorfqu'ils prefcrivent pour faciliter la fortie
de la petite verole, leurs potions cordiales, chaudes & fudorifiques.

397.

Danger des
remedes
chauds dans
la petite vé-
role.

Les remedes chauds augmentent extraordinairement l'activité des acres
fronçans ou *inflammatoires.* Les habiles
Medecins font fi convaincus de cette
verité, qu'ils ne connoiffent rien de plus
pernicieux que d'appliquer des remedes
chauds & actifs fur les inflammations,
ou d'en faire prendre aux malades, puifqu'en effet ces remedes, comme nous

n°. 342, [2.] l'avons prouvé ailleurs, peuvent caufer
des inflammations où il n'y en a point,
ni même aucune difpofition à y en avoir.
Où aboutiffent donc ceux qui emploient

de pareils remedes dans la petite verole ? Pour en juger , il faut faire attention, que dès le commencement de la maladie, le levain de la petite verole n'est encore qu'un simple *fébrifique* ou *stimulant*, qui ne devient *fronçant* qu'après avoir été suffisamment développé & excité par la fiévre ; qu'il acquiert plus ou moins de malignité selon la vivacité du temperemment,&selon la force de la fiévre ; & que tout ce qui peut en exciter l'activité, suffit pour porter au plus haut degré de mordacité, celuilà même qui sans incitation , pourroit rester simplement fébrifique. C'est ainsi que par de simples circonstances, la petite vérole peut s'augmenter extrémement en malignité & en quantité. Cet inconvenient n'aura pas même de bornes, s'il est vrai que le vehin de la petite verole soit *auctifique* ou *pullulant*, ce qui paroît incontestable : car comment s'imaginer que sans multiplication, une goute de pus de petite vérole, insinuée dans les veines d'une personne saine,pût contenir assez de ce venin pour couvrir de pustules, toute la superficie du corps de cette personne , indépendamment de celui qui peut rester au-dedans ; & qu'une goute de pus de ces dernieres

puſtules, puiſſe produire auſſi le même
effet dans un autre ſujet, ainſi de ſuite ? Il a été remarqué au-ſurplus par les
plus célebres Praticiens, notamment par
Sidenham, que les remedes chauds contribuent tellement à cette multiplication, qu'il ſemble qu'ils viendroient à
bout de convertir toutes nos humeurs
en petite vérole.

398.
Comment
les remedes
chauds faci-
litent l'érup-
tion de la
petite vero-
le.

On comprendra bien à préſent pourquoi ceux qui uſent de ces remedes
chauds, réüſſiſſent ſi bien à faire ſortir
de la petite vérole ; ils en augmentent
& animent la cauſe ; n'eſt-il pas naturel
que les puſtules augmentent auſſi en
nombre & en vivacité ? Mais cette cauſe qu'on a mis en état de produire un
plus grand mal au-dehors, ne doit-elle
pas être devenuë auſſi plus redoutable
pour le dedans, & même d'autant plus
redoutable, qu'il ne lui faut quelquefois qu'un peu plus d'activité pour la
faire ſortir du dégré d'affinité qu'elle a

n°. 195.   particulierement avec la peau. Si elle
vient à ſurpaſſer par ſa quantité ou par
ſa malignité, ce degré d'affinité ; de benigne & de traitable qu'elle auroit été,
elle deviendra terrible & indomptable ;
elle ne menagera plus les viſceres, elle
mettera le feu partout indiſtinctement.

De même que la poudre, la teinture, ou l'essence de cantharides, prises en une certaine dose, par une personne dont les humeurs sont tranquilles & lentes, ne causeront en elle d'inflammation que dans la voie des urines; tandis que prises en plus grande dose, ou pendant une forte fiévre, elles ne s'en tiendront pas seulement à ces parties, leur malignité s'étendra aussi aux autres visceres.

Voici un développement qui suffit pour faire connoître à ceux qui ne s'étoient attachés qu'au-dehors de la petite vérole, à quels perils on expose les malades, lorsqu'on fait son principal de faire sortir des pustules, & des pustules bien vives, dans la fausse idée que plus on fait paroître de petite vérole au-dehors, moins il en reste au-dedans, & que plus elle est rouge & animée, plus la nature est puissante & victorieuse, lorsque par leurs remedes ils ne font qu'exciter & augmenter l'infection, tant au-dedans qu'au-dehors, ils font qu'au-dehors elle dévore la peau, qu'elle devient *ichoreuse*, & même gangreneuse; & qu'au-dedans elle est dangereuse à proportion de ce désastre qu'ils ont suscité à l'exterieur.

On dira cependant que tout ce qu'on

399.

L'éruption procurée par les remedes chauds, ne contribuë pas à la dé-puration du sang, au contraire.

peut defirer de mieux pour le falut du malade, eft que la petite vérole forte bien ; ou fi on veut l'entendre autrement, qu'elle fe dépofe, & qu'elle fe fixe autant qu'il eft poffible au-dehors. Que ces dépôts arrivent par crife ou par irritation, qu'importe ? Ils ne font pas moins une voie de délivrance ; auffi voit-on que quand ils fortent mal, le malade meurt dans le tems même de l'éruption. Le principal point de vuë dans la cure de la petite vérole, eft donc de s'attacher à faire réüffir ces fortes de dépôts externes.

Cette dépuration qu'on veut procurer par la voie de l'éruption dans les petites véroles, eft un fecret qu'on cherche depuis longtems aux dépens des malades ; mais pour faire comprendre combien on s'en éloigne par les remedes chauds, il fuffit de convenir d'une chofe qui n'eft point douteufe, qui eft que le venin de la petite vérole généralement parlant, a plus d'affinité avec la peau & avec les voies qui ont du commerce avec le dehors, comme la bouche, l'œfophage, &c. qu'avec les autres parties. Quoiqu'on ne puiffe pas rendre raifon de ces affinités qui confiftent dans un rapport imperceptible entre la tif-

fure, la délicatesse & d'autres dispositions primitives, ou aquises de la partie, & la configuration, la mobilité &
la subtilité de l'heterogene, on n'en
prouve pas moins surement la réalité,
& c'est assez. Sur ce fondement, on peut
considerer le venin de la petite vérole
par rapport à sa malignité qui est, ou
qui peut devenir plus ou moins grande,
eu égard aux personnes & aux circonstances ; on peut, dis-je, considerer ce
venin selon trois degrés. Premierement
felon le degré qui lui donne au juste
cette affinité avec la peau, de maniere
qu'il est assez acre pour en froncer les
capillaires arteriels, & rien plus. Secondement selon ce degré suprême par
lequel il peut non-feulement s'accrocher à la peau, mais même indistinctement à toutes les parties ; enfin selon un
degré plus foible même que le premier,
où il peut feulement causer la fiévre, &
les préludes de la petite vérole, sans être
assez acre pour froncer aucune partie,
pas même les capillaires de la peau. Celui-ci ne peut être regardé que comme
un simple febrifique qui n'a rien de malin, & qui peut être vaincu par la coction, & expulsé par les voies ordinaires de la dépuration. Ce dernier degré

n'eſt pas chimerique. *Sidenham* rapporte que dans des tems de petite vérole, il a vû des malades attaqués de tous les ſimptomes qui en précedent ordinairement l'éruption, être préſervés de cette éruption, au moien des ſaignées qu'on leur a faites tout d'abord. Il y a au-ſurplus une preuve décifive en faveur de ce degré. Qui eſt-ce qui a un peu pratiqué, & qui n'a pas vû quelquefois la fiévre & les ſimptomes qui annoncent ordinairement la petite vérole, donner avec aſſez de véhemence, & être à peine ſuivis de quelques puſtules ? Ces faits ne nous aſſurent-ils pas que le venin de la petite vérole, peut manquer entierement, ou preſqu'entierement ſon coup ? Les differens degrés d'activité de ce venin dépendent viſiblement de ſa quantité, & des circonſtances où il ſe rencontre, & nullement d'aucune difference eſſentielle de ſa part ; car n'eſt-il pas de fait que le venin de la petite vérole pris à la même ſource, & communiqué par contagion, ou par *inoculation* ou autrement, en produit de toutes les eſpeces ſelon les ſujets qu'il rencontre?

Nous voilà à portée preſentement d'examiner, ſi l'on peut procurer ici la *dépuration* dela masse du sang par le secours des remedes chauds. Ces remedes redoublent la force & l'activité de *l'heterogéne.* Ils pouront donc, s'il n'est pas au degré qui le rend inflammatoire, lui donner ce degré, du-moins par rapport à la peau. Mais dans quel dessein voudroit-on procurer un mal que l'on peut éviter sans aucun inconvenient? Quand *l'heterogêne* se trouve dans son juste degré d'affinité avec la peau, il n'est pas néceslaire non plus de se servir de remedes qui augmentent son activité, parcequ'ils le feroient sortir avec danger de ce degré, qui est plus favorable qu'on puisse souhaiter pour la dépuration, quand l'éruption est inévitable. Ces mêmes remedes enfin auront encore bien moins lieu, si cet heterogêne est déja plus âcre & plus actif qu'il ne faut pour s'en tenir simplement à la peau.

Il arrive, dit-on, que quelquefois les malades meurent pendant *l'éruption* qui n'a pu se faire parfaitement. Mais est-ce parceque l'éruption n'a pu se faire que les malades meurent? N'est-ce pas plutôt l'éruption qui est arrêtée par la disposition mourante des malades, causée par le délétere qui, en même

400.
Les remedes chauds ne sont pas capables de sauver la vie de ceux qui meurent, lorsque l'éruption paroit en défaut.

tems que cette éruption commence au-
dehors, produit au-dedans des extravasions, des inflammations, des colliquations putrides, des gangrenes, ou d'autres accidens mortels? L'ouverture des
cadavres dévoile ce mistere, & nous
apprend à ne point imputer la mort du
malade à un défaut d'éruption, qui n'est
lui-même qu'un effet de la même cause
qui tuë le malade, & qui souvent a
commencé à frapper son coup avant
même que la maladie en fut déja à l'é-
ruption. Il en est de même de ces pré-
tenduës rentrées, car on voit par les
desordres qu'on découvre au-dedans,
que l'affaissement des pustules ne vient
qu'après-coup, & qu'assurement le venin qu'on prétend être rentré, n'auroit
pas eu le tems de causer une gangrene,
un dépôt parfait, ou d'autres ravages
qui demandent un tems plus considérable, pour parvenir à cette derniere
extrémité. On connoît par-là que si les
pustules se sont éteintes & affaissées,
c'est parcequ'aux approches de la mort,
il se fait un relâchement à la peau, &
que les vaisseaux perdent leur force &
leur jeu : la raréfaction inflammatoire
d'où dépendoit l'élévation & la vivacité, cesse, dès que l'action des vaisseaux

[2.]
Retrocession
ou rentrée de
la petite vé-
role.

vient à languir , & les apparences exté-
rieures ne font que l'effet du même
coup porté au-dedans, qui tuë en même
tems & la petite vérole & le malade.
Dans l'un & dans l'autre cas , c'eſt-à-
dire dans cette *éruption avortée* , & dans
cette rentrée pretenduë , de quelle utilité peuvent etre des cordiaux ? Quel
effet peuvent-ils produire contre une
extravaſion de ſang ou de matiere ſa-
nieuſe , purulente , ou ichoreuſe , &c,
contre une inflammation , contre une
fonte putride , contre une gangrene ?

Je ne vois plus qu'un retranchement
pour les cordiaux ; c'eſt dans la proſtration du pouls , ou dans l'abatement
des forces ; mais encore y a t'il bien à
diſtinguer d'où vient cet abatement ,
car il peut venir d'un embarras dans le
cerveau qui opprime le genre nerveux ,
ou d'une inflammation qui affecte des
viſceres fort nerveux & fort ſenſibles ,
& qui donne lieu à une grande débilité
avec anxieté & *ſincopes*. Dans ce cas, les
ſaignées ſont les vrais cordiaux indiqués. Il peut venir auſſi cet abatement,
d'un dépôt par engorgement dans le
cerveau qui en interdit les fonctions,
alors les purgatifs, les veſſicatoires, &c.
comme on l'a remarqué, ſeront les re-

401.
Cas où les
cordiaux
peuvent
avoir lieu
dans la peti-
te vérole.

nº. 394.

medes auxquels il faudra avoir recours.
Il peut venir encore d'une extrême diffolution putride ; alors les cordiaux font
indiqués ; mais ce ne font pas les cordiaux chauds & fpiritueux ; ce font,
comme on l'a remarqué, des cordiaux
tout oppofés, à moins peut être que ce
ne foient les compofitions cordiales
opiées, temperées, & chargées d'antiputrides, foit balfamiques, foit abforbans, foit aceteux. Enfin il peut venir
immédiatement de l'impreffion que
l'heterogêne fait directement fur l'efprit vital ; mais ce cas eft, je crois, bien
rare, & c'eft le feul où les *cordiaux fti-*
mulans peuvent avoir lieu. La verité eft
qu'on le diftingue difficilement, &
qu'il eft fort dangereux de s'y méprendre ; car quel mal ne feroient pas ces fortes de cordiaux, fi on venoit à les pref-
crire dans un embarras du cerveau,
dans une inflammation fincopale, &
dans une diffolution putride? C'eftpourquoi on doit être fort attentif à recher-
cher tous les accidens qui accompagnent l'abatement des forces, avant
que de fe déterminer à l'ufage de ces
cordiaux actifs & fpiritueux.

402. Non-feulement la petite vérole eft
une fiévre prefque toujours très-vio-

lente & très-longue, qui fournit pour la saignée les mêmes indications que les autres fiévres ardentes; mais de plus elle est par elle-même un fiévre inflammatoire, qu'on ne peut combattre que par la saignée, & qu'il faudroit poursuivre à toute outrance avec ce remede, si nous n'étions pas rassurés par son genre particulier d'inflammation qui se distribuë à l'infini,& qui n'affecte que des endroits où il n'y a point de danger; mais au fond cette disposition inflammatoire,ne differe des autres que par cette même circonstance. Vient-elle à sortir de ce dégré d'affinité qui lui est particulier avec la peau, pour s'emparer aussi de quelque viscere, elle cesse d'être simplement petite vérole; elle se confond avec toute autre fiévre inflammatoire maligne, dont la malignité ne lui appartient point précisément entant que petite vérole, mais entant qu'elle excede ses bornes, & qu'indépendamment de l'éruption, la fiévre & les accidens persistent avec violence. Et comme c'est dans cet excès que se trouve le danger, tout nous engage à le prévenir, si on en est menacé par la violence des accidens; ou à le combattre, si la maladie en est venuë là : mais comment

pour la saignée dans la petite véro-le.

le prévenir ou le combattre autrement
que par la saignée administrée sans
autre égard ? Car après tout , quel égard
peut-il y avoir, qui puisse l'emporter sur
celui que doivent inspirer des accidens
qui vont certainement enlever le malade , si on ne s'y oppose vigoureusement,
& au plutôt par les saignées ? Les préjugés vulgaires reviennent encore faire
un dernier effort contre ce remede ; car
si la saignée est capable de délivrer une
partie de l'inflammation que vous voulez dissiper par son moien , n'en fera-
t'elle pas , dira-t'on , alors autant à l'é-
gard des pustules qui se forment ou qui
sont formées à la peau ? Que deviendra
cet acre qu'on va déplacer , qui va entrer dans le sang? N'en doit-on pas craindre de funestes effets ? Avant que de répondre à cette objection , j'ai deux remarques à faire , qui suffiront déja pour
montrer qu'elle n'est d'aucune conséquence dans le cas présent. 1°. Je suis surpris pourquoi on ne fait pas la même difficulté à l'égard de toutes les autres inflammations exterieures. Pourquoi ne s'em-
barrasse-t-'on pas de ce que deviendra
l'acre fronçant, quand on fait beaucoup
de saignées pour résoudre une érisipel-
le des plus malignes qui occupera exterieurement

rieurement une grande étenduë ? d'où
vient ne craint-t'on pas la même chose
à l'égard d'un phlegmon ? Ne vaut-t'il
pas mieux laisser là ces inflammations
exterieures, que de s'exposer à des déli-
tescences qui pouroient transporter l'a-
cre sur une partie, où l'inflammation qu'il
causeroit, seroit bien plus redoutable ?
Cependant les habiles gens n'hesitent
point ici à l'egard de la saignée. N'est-il
pas à présumer en effet que si à force de
saigner, on relâche les parties jusqu'à
contraindre cet acre d'abandonner celle
où il s'étoit fixé, & où il avoit par-conséquent plus trouvé prise qu'ailleurs ;
n'est-il pas, dis-je, à présumer que ce
relâchement que les saignées operent
universellement, si elles ont été abondantes, ôte aux autres parties comme à
celle qui est délivrée, la disposition qui
pourroit les mettre en prise à cet acre
qui a causé l'inflammation que l'on
combat par ces saignées ? Aussi l'expérience n'autorise-t'elle pas de pareilles
craintes. 2o. C'est que dans le cas présent de la petite vérole, cet acre qui s'est
fixé à la peau, & qu'on suppose qui
pourroit se déplacer avec danger, ne
doit point être mis en comparaison avec
celui qui s'est effectivement emparé de

P

quelque viscere, où il va infailliblement
causer la perte du malade. Mais enfin
on peut résoudre la difficulté, en fai-
sant remarquer encore une fois que la
peau est de toutes les parties, celle avec
laquelle le venin de la petite vérole a le
plus d'affinité, & que par-conséquent
la saignée peut aller jusqu'à faire quit-
ter prise à celui qui s'est fixé à d'autres
parties, avant que de pouvoir déplacer celui qui tient à la peau par une
plus grande affinité; & quand même la
saignée viendroit à déplacer quelque
peu de celui-ci, il est sensé que ce
dernier ne quitteroit pas la peau pour
aller s'accrocher à d'autres parties, sur
lesquelles il n'a pas tant de prise, & que
les saignées viennent d'ailleurs de rendre bien moins susceptibles de froncement : son sort seroit donc enfin l'inviscation & l'expulsion.

La bouffissure que cause le venin de
la petite vérole, paroît encore à quelques-uns, indication pour la saignée,
parcequ'ils prennent ce gonflement des
humeurs, pour une raréfaction violente
du sang qui peut causer la rupture des
vaisseaux. Mais est-il aisé de croire que
ce gonflement soit une raréfaction de
sang ? La raréfaction est toujours, *cæte-*

ris paribus, proportionnée au degré de
chaleur qui caufe la fiévre ; ainfi le même gonflement devroit fe trouver ordinairement, où la fiévre feroit auffi ardente que dans la petite vérole ; ce qui
n'eft pas vrai : d'où on eft obligé de
croire que c'eft le venin même de cette
maladie, aidé par la fiévre, qui excité dans
les fucs des tiffus cellulaires, un mouvement inteftin, par lequel il dégage &
raffemble les atômes d'air, qui par leur
jonction recouvrent un reffort qui en fe
dilatant produit un gonflement. Ce gonflement eft apparament de même nature
que celui qui eft produit par le venin du
ferpent qu'on appelle *inflator*; mais dans
la petite vérole ce gonflement n'eft point
dangereux. C'eft même un mauvais pré-
fage, lorfqu'il vient à s'affaiffer tout-à-
coup ; on a lieu de foupçonner que c'eft
quelque gangrene ou quelqu'autre accident qui commence à éteindre la chaleur naturelle.

Je ne décide point fi les faignées du
pied font préferables à celles du bras ; [2.]
plus on cherche des raifons folides pour
prendre un parti plutôt que l'autre,
moins on en trouve, comme nous l'a-
vons démontré dans un autre ouvrage,
fi ce n'eft peut être dans le cas de quel-

*Il paroît in-
different que
ce foit du pied
ou du bras
que l'on faig-
ne.*

que congestion sanguine, où il semble
que la saignée dérivative est préferable
à la révulsive, pour procurer du-moins
une petite dimotion momentanée qui
peut être de quelque utilité : mais la
théorie des inflammations la plus exacte,
ne paroît assujettie ni à dérivation, ni à
révulsion, telles que la saignée peut les
procurer : l'expérience n'en distingue
pas non plus les avantages. C'est ce
que j'observai assez bien il y a quelques
années, au village de Fontenai Mauvoi-
sin près Mantes, où plusieurs personnes furent prises d'une fiévre violente
qui portoit aussitôt au cerveau, & qui
enlevoit en peu de tems ceux qui n'é-
toient pas secourus à propos. J'y fus appellé, je m'attachai à d'abondantes saignées du pied & de la gorge, ensuite je
me fixai à celle du bras seulement comme commodes; tous guérirent également-
ment, il n'en mourut plus. Le tout dépendoit de verser du sang avec profusion de quelque partie que ce fut, le
choix étoit inutile. Ainsi, quoiqu'en
dise l'Auteur du brigandage de la medecine, cette question me paroît ici
peu importante; ceux qui croient qu'il
est meilleur de saigner du pied, peuvent
le faire, car du-moins est-il certain

qu'ils satisfont autant à l'essentiel, que ceux qui saignent du bras. Mais est-il vrai aussi qu'à l'égard des personnes dont les vaisseaux ne sont pas également propres au bras ou au pied, à fournir de bonnes saignées, on doit préférer l'endroit où les vaisseaux sont plus avantageux pour obtenir des saignées aussi amples & aussi promptes qu'on le souhaite : car le petit changement que cause une saignée dans la distribution du sang, lorsqu'elle se fait à une partie ou à l'autre, n'est point à comparer avec la différence qu'il y auroit entre une saignée, où le sang sort promptement & à discrétion, & une autre saignée, où à peine peut-on avec beaucoup de tems, tirer du sang suffisamment. D'ailleurs c'est que dans ce dernier cas la dérivation & la révulsion se réduiroient, pour ainsi dire, à rien, à cause de la lenteur de la saignée, comme je l'ai observé par les expériences que j'ai faites à diverses reprises sur le mouvement des liquides assujettis à parcourir des tuiaux. Il y a cependant une attention à avoir dans l'usage de ces saignées à l'égard de quelques particuliers, sur lesquels la saignée du pied fait une impression différente que celle du bras : car il y en a surtout parmi les femmes, qui s'évanouissent toujours, ou qui entrent dans des vapeurs convulsives quand on les saigne du pied, ce qui ne leur arrive jamais, quand on les saigne du bras : d'autres au-contraire, c'est quand on les saigne du bras, & jamais quand c'est du pied. Ainsi il n'y a point là-dessus d'autre regle à donner à cet égard, que ce que nous pouvons en apprendre de la part de ceux qu'on saigne ; ainsi il est aisé de comprendre que la dérivation ni la révulsion n'ont point de part à cette bisarrerie.

403.
Usage de la purgation.

L'usage continué de l'opium est fort recommandé par d'habiles Praticiens, du-moins jusqu'au tems de la salivation & de la dépuration. On le donne à fort petite dose & mêlé dans des potions temperantes pour le distribuer plus facilement. Ce remede paroît en effet excellent pour entretenir plus de souplesse & de calme dans les solides, & par-conséquent moins d'activité dans les liquides.

La putréfaction colliquative est un des plus redoutables accidens qui ordinairement surviennent à la petite vérole. Comme cet accident qui se manifeste par des flux de ventre ou des sueurs, paroît être toujours l'effet de l'infection

d'humeurs fort corrompuës, qui se glissent des premieres voies dans la masse
du sang ; soit qu'elle soit fournie par un
air infecté qui de dehors vient occuper ces endroits, où il pervertit les matieres qui s'y trouvent , soit que ces mêmes matieres soient par elles - mêmes
fort disposées à se corrompre , & que
la chaleur de la fiévre acheve de les faire tomber dans un degré contagieux de
putréfaction ; soit enfin que beaucoup
de ces matieres trop disposées à la pourriture, passent en abondance dès les premiers jours dans la masse du sang, où
elles ne peuvent que devenir tout-à-fait
putrides, il est toujours vrai qu'on ne
peut plus surement se précautionner
contre cette putréfaction mortelle, qui
arrive quelquefois dès les premiers tems
de la petite vérole , qu'en s'assurant
d'abord de toutes les matieres qui séjour-
nent dans les premieres voies au commencement de la maladie , & d'avoir
de tems en tems la même attention jusqu'au moment de la suppuration , afin
que ni les matieres qui se trouvent d'a-
bord dans l'estomac, ni celles qui pouroient s'y être arrêtées depuis, ou celles
qui auroient pu échapper à la premiere
purgation , ne pussent devenir nuisi-

bles. Ainſi dès les premiers jours de la maladie, on commencera auſſitôt par quelques ſaignées, & par purger le malade : on continuera enſuite les ſaignées, autant que les accidens & la fiévre l'exigeront, ſans que cela empêche de repeter la purgation avant l'éruption, ſi un cours de ventre avec des matieres putrides l'indiquoient. Le calme qui ſuit ordinairement l'éruption, eſt encore le moment le plus favorable qu'on puiſſe choiſir pour y revenir. Dans toutes ces purgations de précaution, où l'on ne doit point avoir en vuë la maſſe du ſang, parcequ'alors elle ne peut encore rien, ou preſque rien fournir par cette voie, les vomitifs ſont préferables aux ſimples purgatifs, parceque ceux - là agiſſent plus efficacement dans les premieres voies, & qu'ils y bornent, pour ainſi dire, toute leur action ; au-lieu que les purgatifs paſſent légérement ſur les matieres qui ſe trouvent dans l'eſtomac, que d'ailleurs ils ſollicitent & tourmentent inutilement les glandes des inteſtins, cette irritation qu'ils cauſent, redouble la fiévre & les autres accidens, notament la fonte putride ſi elle avoit déja lieu. C'eſt-pourquoi d'habiles Praticiens ſe contentent de diſſoudre quel-

ques grains de tartre stibié dans trois ou
quatre verres de tisanne, ou d'apoze-
me, qu'ils distribuent d'heure en heure
au malade : ce remede excite doucement le vomissement, & fait couler par
en bas une partie des matieres qu'il a re-
muées. Quelques uns prescrivent même
l'*hipecacuana*, lorsqu'il y a une fonte
putride qui fait déja beaucoup de ravage.

Comme la fiévre de la petite vérole,
notamment de la confluente, est presque toujours très-vive & très-longue,
il est impossible que sur le déclin de la
maladie, les débris des humeurs ne tournent presque tous en pourriture. Cette
putréfaction fébrile fournit de nouveau,
de puissantes indications pour la purgation ; ainsi pour se mettre en garde
contre les funestes dépôts qui surviennent souvent vers la fin & à la suite des
petites véroles, il faut retourner aux
purgatifs, après que le tems fougueux
de suppuration sera passé, lorsque le
pus sera tout-à-fait hors des vaisseaux,
& qu'il aura, comme nous le dit fort
bien *M. Helvetius*, commencé à prendre une consistance qui le mette hors
d'état d'y rentrer ; parceque sa rentrée
dans le sang pouroit y causer, ainsi qu'il
est ordinaire à toutes les purulentes,

une colliquation putride qui feroit dangereufe. Il arrive quelquefois que longtems après la fuppuration, la fiévre perfifte avec violence, & continuë à racornir de nouveaux fucs albumineux, tandis qu'elle corrompt les anciens : ce racorniffement empêche du-moins en partie, le relâchement des folides, & rend la purgation plus difficile. On peut remedier à cet inconvenient par la faignée qu'on repetera même, fi le fang qu'on aura tiré, manque de véhicule, & s'il eft fort coüeneux. La détente qu'on obtient par ces dernieres faignées, rend la dépuration du fang bien plus poffible par le moien des purgatifs, qu'on doit alors réïterer fréquemment jufqu'à la fin de la curation.

DE LA FIEVRE POURPRE'E.

Obfervation.

TOutes les fiévres petechifantes, ou avec éruption à la peau, ont tant de rapport avec la petite vérole, que je n'ai pas cru devoir en traiter en particulier ; néanmoins une maladie de cette efpece, qui a regné au village de Freneufe à deux lieux de Mante, m'a

déterminé à en donner du-moins l'hi-
ftoire, pour confirmer ce que nous
avons dit fur l'ufage des cordiaux, &
fur l'utilité de la faignée dans la putréfaction des humeurs, & dans les éruptions cutanées. Cette maladie épide-
mique étoit une fiévre colliquative
avec éruption milliaire ou ichoreufe à
la peau, deux fimptomes qui décla
roient doublement ici une malignité
putride. L'état des humeurs étoit dans
cette maladie, à peu près le même que
dans les petites véroles criftalines, où l'a-
crimonie eft fi mordicante qu'elle eft capable de caufer au-dedans, furtout au cerveau, de ces inflammations gangreneufes qui tuent inopinément les malades.
La fiévre étoit accompagnée dès le commencement, d'une grande moiteur prefque continuelle, qui ne finiffoit entierement qu'avec la maladie. Le 2 ou le 3e.
jour, le corps fe couvroit de petitsexan-
themes inflammatoires, qui dégene-
roient en un pourpre blanc, femblable
pour la figure, pour la groffeur, &
pour la couleur, à des grains de millet ;
ces grains étoient remplis d'une liqueur
claire comme de l'eau. Les autres accidens n'avoient d'ailleurs rien d'effraïans.
Du côté des premieres voies il n'y avoit

pour l'ordinaire ni cours de ventre, ni envie de vomir, ni dégoût. Du côté du principe vital, la foibleſſe n'étoit point fort conſidérable:il n'y avoit point d'anxieté, le pouls étoit reglé, la fiévre n'étoit point extraordinairement violente, mais accompagnée d'une chaleur acre & brûlante, qui malgré la moiteur de la peau,ſe remarquoit très-ſenſiblement. La tête paroiſſoit libre, l'eſprit étoit tranquille, les yeux n'étoient point enflammés, mais un peu larmoians & brillans. Cependant quelque tems avant la mort de ceux qui periſſoient de cette maladie, la fiévre devenoit exceſſivement brûlante; enfin les agitations & le délire ſurvenoient, & la mort ſuivoit de près. Peu de tems après les cadavres exhaloient une puanteur ſi conſidérable,qu'on étoit obligé de les enterrer au plutôt. Je fus mandé pour donner mon avis ſur ce qu'il y avoit à faire dans cette maladie, qui commençoit à mettre la conſternation dans le païs. Mon ſentiment fut que tout d'abord on ſaignât promptement & avec profuſion, pour prévenir des inflammations qui preſqu'auſſitôt qu'elles ſont arrivées, ne reconnoiſſent plus de remedes, & pour empêcher le progrès de la putréfaction,

en rendant par ce moien les humeurs
plus cruës, & par-conséquent moins
putrefcentes. Je banis tous les cordiaux
chauds, ftimulans, pour donner la préference aux aceteux, aux aigrelets. Le
lendemain j'y retournai avec *M. Du-*
vrac Medecin de beaucoup de merite
établi en cette Ville ; un autre Medecin
devoit s'y trouver auffi, mais nous ne
pûmes pas nous rencontrer enfemble.
Monfieur Duvrac faifit les mêmes indications que moi ; mais le Medecin qui devoit fe trouver avec nous,
& qui ne vint qu'après que nous fû-
mes partis, quoique fort habile, ne fe
déclara pas pour la faignée ; il rappella
les cordiaux chauds, dans le deffein
d'aider la nature à chaffer le venin qui
faifoit éruption à la peau. Ce fentiment
conforme aux préjugés vulgaires, prit
d'abord le deffus dans l'efprit des malades; mais le Chirurgien du païs, homme
aguerri & fort entendu, étoit porté pour
la faignée ; il follicitoit de toutes fes forces les malades à s'y rendre, il en gagna
quelques-uns qu'il faigna brufquement
4 ou 5 fois, & qu'il fecondoit fouvent par
l'émetique ; * & il leur faifoit prendre
pour tous cordiaux & pour boiffon ordinaire, de l'eau où il faifoit boüillir des cerifes qui dans ce tems-là commençoient

* Ce reme-
de eft pref-
que toujours
effentiel
dans ces ma-
ladies puri-

à meurir. Le succès en fut très-heureux à la difference de ceux qui étoient traités dans le goût de notre dernier Medecin, car il en mouroit de ces derniers jusqu'à quatre ou cinq par jours. L'exemple rendit bientôt les autres dociles : alors traités tous comme nous le souhaitions, la maladie fut sans danger. Le Chirurgien saignoit tant qu'il vouloit du bras ou du pied indifferemment, & sans conséquence. Madame la Duchesse de la Rochefoucault, Dame de cette Paroisse, consulta *M. Mollin* qui recommenda fort aussi la saignée ; ce remede étoit en effet si souverain contre cette maladie, que ceux qui étoient suffisamment saignés avant le tems de l'éruption, étoient délivrés & de l'éruption & de la sueur. Le Chirurgien en avoit tellement connu l'utilité, qu'il se moquoit de certaines circonspections ordinaires, que quelques personnes de la profession lui recommandoient d'avoir, comme de cesser les saignées dès que l'éruption paroissoit, & de n'en pas faire non plus sans auparavant secher les malades qui étoient en sueur. Il saignoit hardiment, & avec un égal succès dans la sueur, pendant & après l'éruption. La Cour fut informée de cette maladie. On m'envoia des ordres par un exprès pour exa-

des colliquatives, où il est même nécessaire ordinairement de le repeter plusieurs fois soit seul, soit avec de la manne ou avec des sels laxatifs délaiés dans beaucoup d'eau,

miner, & en faire mon rapport. La faignée avoit deslors commencé à produire de bons effets. On fut entierement rafluré à la Cour, fur l'expofé que j'y envoiai. Cette maladie fe fixa à ce feul village où elle regna environ deux mois. Le païs eft abondant en cerifes, & on recommanda fort quand elles furent en maturité, aux habitans de ce Village, d'y avoir recours comme à un préfervatif, & la maladie a difparu.

---

§ VI. *Des fiévres intermittentes.*

IL ne nous refte plus pour terminer ce chapitre, qu'à dire un mot fur le tems le plus convenable pour la faignée dans les fiévres intermittentes. Le mouvement periodique de ces fiévres, excite la curiofité de tout le monde pour en trouver la caufe; & quoique cette queftion ne paroiffe pas fort importante pour la pratique, du-moins eft-ce un fait de théorie qui merite bien qu'on ne fe laffe pas de s'appliquer à découvrir, s'il eft poffible, les refforts qui reglent la marche de ces fiévres, & qui tiennent contre toutes les fecouffes que l'on donne à la machine, foit par un regime

.404.
Conjonctures fur la caufe de leur mouvement periodique.

bien ou mal obſervé, ſoit par les évacuations plus ou moins violentes qu'on met en uſage pour déraciner ces maladies.

Tout le monde eſt aſſez d'accord qu'il y a un levain qui entretient les retours periodiques de ces fiévres ; mais la difficulté eſt de lui trouver une retraite, où il ſoit à l'abri des évacuans, des autres remedes géneraux, & de tous les changemens qui peuvent arriver dans la maniere de vivre. Ceux qui le placent dans l'eſtomac, le mettent trop en priſe à l'émétique & aux purgatifs. Le pancreas, le foïe, & les autres viſceres glanduleux trop excités, & trop exprimés par ces évacuans, leur livreroient bientôt auſſi ce levain en tout ou en partie, s'ils en étoient les dépoſitaires. Quand même il échapperoit à leur pourſuite, le point principal de la difficulté reſteroit toujours ; car d'où fera-t'on dépendre la régularité de ces mouvemens ? Dira-t'on encore qu'il faut à cet ennemi, chaque fois qu'il vient regagner ſon retranchement, un certain tems pour ſe rétablir toujours dans le même degré de force ? Ce n'eſt pas aſſez: il faut montrer au-ſurplus pourquoi ce tems eſt toujours égal, lorſque les cir-

conſtances qui ſemblent devoir y contribuer , ne ſont preſque jamais les mêmes ; car pourquoi le changement qui
ſurvient dans les exercices , dans le boire , dans le manger , &c. ne retarde ,
ou n'avance-t'il pas ces diſpoſitions qui
doivent remettre ce levain en état d'exciter un nouvel accès ; de même qu'un
morceau de pâte , fermente ou s'aigrit
plus ou moins promptement , ſelon
qu'il eſt plus ou moins expoſé au chaud
ou au froid? Répandre ce levain dans les
vaiſſeaux limphatiques , comme font
quelques-uns , c'eſt lui faire parcourir
des routes inégales qui le rapporteront
dans le ſang en tout tems ; de maniere
que la fiévre ſeroit continuë , ou du-
moins plus d'*accès* , plus d'*intermiſſions*
reglées.

Les deux circulations ſi oppoſées en
vîteſſe, qui ſont admiſes aujourd'hui par
les Medecins, nous fourniſſent des con-
jectures qui peuvent , ce me ſemble,
ſervir à réſoudre ces difficultés , & à
nous ramener à peu près au ſentiment
des Anciens, qui mettent le foïer de ces
fiévres dans les veines *meſeraiques.*L'une
de ces circulations eſt celle qui ſe fait
dans la veine porte & ſes dépendan-
ces, où le ſang, comme on l'a fait voir , *n°.192 [2.]*

féjourne un tems confidérable, avant
que d'en fortir, à caufe de l'extrême lenteur avec laquelle il la parcourt. L'autre
eft celle qui fe fait géneralement par
tout le refte du corps, & ordinairement
avec une rapidité extrême.

Ces deux circulations ont néceffairement leurs voies particulieres pour la
dépuration du fang qu'elles conduifent.
La circulation génerale a univerfelle-
ment tous les émonctoires, par où le
fang arteriel va fe décharger de fes fu-
perfluités. La veine-porte a feulement
le foïe par où elle fe décharge de la bile
récrémenteufe &, même de la plus
grande partie de la bile excrémenteufe ; car dans la jaunifle qui eft
caufée par l'obftruction de ce vifcere,
les matieres fecales ne font plus teintes de cette derniere ; celle-ci eft obligée
de prendre la route des urines, puifque
les urines fe trouvent alors incomparablement plus chargées de cette bile qu'à
l'ordinaire : preuve que le foïe eft la
principale voie de, décharge des matieres bilieufes, & des autres impuretés qui
ont du rapport avec elles. Ces deux circulations & leurs dépurations particulieres, peuvent nous faire comprendre
la caufe de ce déflux & réflux, qui dans
le petit monde caracterife les fiévres pe-

riodiques. Car si ces dépurations se font
bien de part & d'autre, & que la cause
qui a originairement excité la fiévre,
cesse, la fiévre cesse aussi sans retour :
si au-contraire la dépuration se fait seulement par la voie des sueurs, des urines, & par les autres voies de décharge des arteres, celles-ci dont le jeu excessif fait la fiévre, pourront se débarrasser à la verité de ces matieres incompatibles qui causent leur agitation ; en
ce cas une dépuration se manifestera par
des urines, par des sueurs assez copieu-
ses, comme il arrive à la fin des accès
de fiévres intermittentes ; alors le calme succedera à la tempête. Mais ce calme ne peut pas durer, si le foïe ne fait
aussi son devoir à l'égard du sang de la
veine-porte ; s'il ne débarrasse le sang
de cette veine des matieres vicieuses,
qui y ont passé pendant l'accès ; car ce
sang chargé du fébrifique & des autres
matieres perverties par cet accès, sortira
enfin de cette veine pour revenir au
cœur, & passer delà dans les arteres, où
par son incompatibilité avec ce genre de
vaisseaux, il reproduira un nouvel accès.
Tant que ce sang impur a séjourné dans
la veine-porte, il y a eu intermission,
parceque cette veine qui n'a pas d'action comme les arteres, n'est point sus-

ceptible d'agitation febrile. Pendant le calme qui a fuivi le premier accès, les arteres qui vont fe décharger dans la veine-porte, n'y ont apporté qu'un fang doux & netoïé par cette dépuration qui s'eft faite à la fin de l'accès. Mais depuis que la fiévre a recommencé, celui qu'elle reçoit, fe trouve encore chargé de matieres fébriles. Ainfi cette veine fe trouve fucceffivement remplie du fang paifible, & d'un autre capable d'exciter la fiévre, lequel fang elle renvoïe fucceffivement auffi au cœur, tel qu'elle les aura reçûs, du-moins tant que le foïe refufera de débarraffer des matieres fiévreufes celui qui en eft chargé ; & c'eft ce retour alternatif de ces deux fortes de fang, qui amene tantôt le trouble, & tantôt le calme. L'heure & le moment pour chacun de ces deux états eft préfcrit & déterminé par les loix de la circulation. De cette façon s'entretiennent ces fiévres habituelles dont les accès reviennent toujours à peu près à la même heure. Cette hipothefe eft fondé uniquement fur l'œconomie animale; on n'y mêle rien d'étranger, cependant faute d'avoir quelque fait qui prouve au jufte & *de vifu*, combien le ralentiffement du fang dans la veine-porte fait emploier à celui-ci de tems pour la parcourir, on ne donne cette hipothese, que comme une conjecture fondée fur la poffibilité & fur la difficulté d'en pouvoir établir une autre auffi fatisfaifante.

Le plus ou le moins de durée ou de danger de ces fiévres, dépend du caractere, & de la quantité de la matiere heterogêne qui les commence, ou qui les entretient, & de la difpofition des vifceres, furtout du foie ; car on trouve en effet prefque toujours celui-ci fenfiblement en defaut dans ceux qui periffent de fiévres intermittentes.

Le plus ou le moins d'intermiffion dépend de la quantité, & de la matiere fiévreufe, de la lenteur de la circulation dans la veine-porte. Cette lenteur de fon côté dépend du temperament, de la confiftance, ou du plus ou du moins d'agilité dans les humeurs, & dans les folides. C'eftpourquoi les vieillards, & les melancoliques font fujets à la fiévre quarte, où les intermiffions font fort longues : les bilieux & les jeunes gens font fujets à la fiévre tierce où les intermiffions font plus courtes.

L'irrégularité des mouvemens périodiques de ces fiévres, dépend des matieres heterogênes qui viennent des pre-

mieres voies, ou qui viennent d'un ulcere interne, ou d'ailleurs se mêler avec
le sang, ou enfin de quelqu'autre cause indépendante de la marche des liquides. Leur régularité dépend de la matiere fiévreuse uniquement, & entierement assujettie aux loix de la circulation.

Ces fiévres sont simples, s'il n'entre
point de matiere fébrile qu'après que
celle qui y a entré d'abord, est revenuë
au cœur. Elles seront composées, si la
veine-porte reçoit plus d'une fois de ces
matieres, avant que de renouveller
tout le sang qu'elle contient ; delà viennent les fiévres intermittentes, quoti-
diennes, doubles tierces, &c.

Si la dépuration manque non-seulement à se faire dans le foïe, mais qu'encore elle ne se fasse qu'en partie dans le
courant de la circulation génerale, il
restera toujours alors dans les arteres,
une autre partie de ces matieres incompatibles, qu'elles ne peuvent souffrir
sans irritation. Tant que ces matieres
échapperont de toutes parts à la dépuration & à la coction, autant de tems
elles entretiendront continuellement un
fond de fiévre. La veine-porte de son
côté fournira & recevra tantôt un sang

chargé de matieres fiévreuses, tantôt
un sang à demi épuré ; la fiévre ne sera
par-consequent que remittente, c'est-
à-dire continuë avec des redoublemens.

Les indications pour les fiévres intermittentes font les mêmes que pour les
autres fiévres, si ce n'est que n'étant
pas continuës, elles causent moins de
desordres dans les humeurs ; mais si
elles portent au cerveau, ou si elles
font accompagnées de quelqu'autre accident facheux, on doit plus ou moins
avoir recours à la saignée, selon la nature de ces accidens. Le tems le plus
favorable pour la saignée dans les fiévres périodiques, est celui de l'accès ou
du redoublement ; parceque c'est alors
que les accidens qui demandent la saignée, pressent le plus, & que les indications pour ce remede se manife-
stent davantage. L'activité des solides,
l'agitation des humeurs & leurs rarefcences qui se trouvent fort ralenties,
& rabattuës par cette espece de foiblef-
se qui suit ordinairement la saignée,
font qu'on reçoit à propos le secours
qu'on en peut attendre. D'un autre côté la saignée s'execute bien mieux pendant le fort de l'accès, que dans un autre tems ; les vaisseaux font plus appa-

405.
Le tems le plus favora- ble pour la saignée & la purgation dans les fié- vres périodi- ques.

tens, & le fang fort plus facilement ; enfin c'eft qu'en choififfant le tems de l'accès pour la faignée, on referve pour les autres remedes, furtout pour la purgation, le tems d'intermiffion ou de rémiffion.

Le tems de friffon n'eft pas commode pour faigner, parcequ'alors les vaiffeaux font ferrés, & leur jeu fort petit, plus propre à peloter, & à épaiffir le fang, qu'à entretenir fon mouvement : ainfi il ne peut alors couler que difficilement par la faignée. De plus le vomiffement auquel les fébricitans ont ordinairement beaucoup de difpofition dans le friffon, eft encore excité par la faignée, & alors les fincopes le précedent prefque toujours ; ainfi non-feulement la faignée fe fait mal pendant le friffon, mais elle fe trouve encore d'ordinaire fort interrompuë par les accidens auxquels elle donne lieu.

Elle ne convient pas non plus fur la fin des accès & des redoublemens, parceque c'eft le tems où il fe fait toujours quelque dépuration, qu'il ne faut point troubler.

CHAPITRE

CHAPITRE XII.

INDICATIONS POUR REITERER LA SAIGNE'E, PRISES DE L'INSPECTION DU SANG.

L'infpection du fang a toujours paru un moien fort équivoque pour découvrir les bonnes ou les mauvaifes difpofitions des humeurs, & encore plus pour en tirer quelques indications dans la pratique. Souvent , dit *Baillou* , on tire des veines de perfonnes faines, un fang qui paroît fort mauvais & fort impur , tandis qu'on en tire qui paroît très-bon à d'autres, qui quelquefois ont interieurement des parties fort endommagées.

Le peu de connoiffance que les Anciens ont eu de la nature de nos humeurs, & du rapport que leurs qualités fenfibles ont avec le jeu des folides, ne les mettoit pas à beaucoup près, en état de tirer , au fimple afpect du fang, des conféquences bien juftes fur l'état du malade. Il fuffifoit que le fang leur parût fous une couleur fale, pourqu'il: le

406.
L'infpection du fang a toujours paru un moïen peu fur pour juger de l'état d'un malade.

Q

cruffent corrompu, ou plein d'impuretés. Ils en auguroent mal auffi, quand
il leur paroiffoit noir & groffier ; mais
s'il étoit clair & vermeil, ils le croioient
parfait ; *si craffus & niger est, vitiosus
est, si rubet & pellucet integer est*, Celf.
lib. 11. cap. 10. L'expérience feule a
dû faire appercevoir la fauffeté de cette
regle ; car il y a certains temperamens
qui s'accordent avec une bonne fanté,
où le fang ne fe trouve pas cependant
d'un beau rouge, ni d'une confiftance
déliée: les mélancoliques ont le fang
groffier, & d'un rouge brun : ceux qui
font d'un temperament pituiteux - mélancolique, fourniffent ordinairement
un fang gluant, d'une vilaine couleur, fale & blanchâtre, qui cependant ne doit
point être fufpect. Nous avons moins
lieu auffi de nous defier d'un fang dont
le *coagulum* eft maffif, & même fort
coüeneux, que d'un fang bien rouge, &
qui fe coagule difficilement ; car celui-
ci eft ordinairement infecté d'un acre
ou d'un volatil pernicieux qui détruit
les fucs lians, & qui nous doit faire
foupçonner de la putréfaction dans les
humeurs. Auffi a t'on experimenté que
plus le fang eft d'un rouge vif & écla-
tant, plus il fe corrompt promptement.

Wepfer a remarqué que cette dissolution putride va quelquefois si loin dans
certaines fièvres, que le sang ne se prend
ou ne se coagule point après la mort.

C'est avoir une idée trop grossiere
du defaut de pureté des humeurs, que
d'en juger par la couleur sale, ou par
la consistence trop épaisse de la partie
rouge. Ce n'est pas là où résident les impuretés de la masse des humeurs. Le
sang proprement dit, est un composé
de globules détrempés, & continuellement lavés par la partie sereuse. Ce
seroit donc dans ce vehicule que nous
devrions chercher à les voir, ces impuretés dont on parle tant, si elles étoient
visibles ; je dis, si elles étoient visibles,
car ce qu'il y a de plus impur & de plus
mauvais dans nos humeurs, est souvent
le plus fin & le plus imperceptible. Aussi ne doit-on point se proposer de découvrir ces impuretés, ni aucun heterogêne morbifique par l'inspection du
sang.

On doit penser la même chose de la
corruption du sang : car ces couleurs sales & blanchâtres qu'on y voit, n'en marquent point cette corruption, comme
le croit le vulgaire ; elles marquent seulement la matiere propre du sang qui

aulieu d'être divisée & formée en globules, est réduite à un état informe,
& dépourvû de cette couleur rouge qui
est celle du sang bien formé ; elle ne
vous paroît que comme une glaire d'une
couleur purulente, qui induit à croire
qu'il y a de la pourriture ; tandis que
cette substance n'a souvent d'autre défaut que de n'être pas coulée en globules.

407.
Attentions qu'il faut avoir dans l'inspection du sang.

L'inspection du sang demande d'ailleurs bien des précautions pour ne s'y
pas méprendre très-souvent, parcequ'il
y a tant d'accidens, ou de circonstances
qui peuvent changer la couleur, la consistence & les autres qualités sensibles du
sang, qu'on y est fort aisément trompé.
Le vase où l'on le met, le tems qu'il y a
qu'il est tiré, la maniere dont il est sor-
ti, la disposition de l'air lors de sa sortie, le froid ou le chaud que la personne a souffert pendant la saignée, le tems
d'exacerbation ou de rémission, l'âge,
le temperament du malade, l'état présent de son pouls, le transport ou le re-
mûment du sang, le lieu où on le place,
peuvent y apporter du changement. Si
on tire du sang dans un vase plat & fort
large, il s'y trouvera fort étalé, l'air le
pénetrera, le refroidira & le coagu-

sera, avant que l'humeur glaireuse, s'il
y en a, puisse se séparer : ainsi quand il
y auroit dans le sang une dissolution
glaireuse, elle ne pouroit paroître, elle
ne formeroit point cette couëne blanchâtre qui la manifeste ordinairement.
S'il fait fort froid, que la personne s'en
soit sentie, que le sang soit coulé fort
lentement, & par une petite ouverture, il est presque coagulé avant qu'il soit
dans le vase, & il y aura le même inconvenient ; car cette glaire dont on vient
de parler, ne poura paroître, & elle
fermera si exactement les interstices des
globules du sang, qu'elle y emprison-
nera ; alors presque toute la serosité, la
masse du sang semblera n'être que du
sang d'un beau rouge, & entierement
dénüé de véhicule. Si l'on tire du sang
d'un vieillard, d'un bilieux, d'un pituiteux, d'une personne affligée de maladie cronique, ou d'une fiévre colliquative, on trouvera beaucoup de serosité, dont on ne poura bien juger, qu'on
ne soit déja au fait du temperament,
de l'âge & de la maladie de la personne saignée. Si on examine du sang peu
de tems après sa sortie, la sérosité n'en
sera pas encore séparée. Si on l'examine quelques jours après, une dissolu-

tion putride poura augmenter beaucoup cette serosité. Si on saigne dans
une disposition inflammatoire , ru-
matisante , catharralle, dans une *ca-
chexie* glutineuse , on le trouve couvert
d'une glue , dont on ne poura tirer d'indication sans être d'ailleurs instruit de
l'état du malade. Si on transporte le
sang, après que la serosité en est séparée , cette serosité balotée délaïera la
partie rouge , & s'en teindra ; alors sa
couleur trompera. Si on expose le sang
au soleil, sa serosité se dissipera , sa surface rôtie paroîtra noire, on n'y connoîtra plus rien. Le sang qui sort avec
impetuosité , comme dans le fort d'un
accès ou d'un redoublement de fiévre,
& qui tombe de haut dans les palettes,
mousse beaucoup , & on dira qu'il est
subtil, bilieux & échauffé; au-lieu que si
on recommence la saignée peu de tems
après, que le sang coule lentement, que
ce soit pendant un frisson , & qu'il ne
tombe pas de haut dans la palette, celui-
ci passera pour grossier , lourd & épais.

4o8.
Le sang fort
couënneux.

Le sang qui est fort dénüé de serosité , & qui se couvre d'une couëne fort
dure & fort coriace, est le seul, je crois,
qui peut absolument accuser les principaux caracteres de la maladie de la

personne faignée ; parcequ'alors il eft
toujours vrai que le jeu des folides eft
dur & contraint, qu'il y a une grande
inflammation dans le fang , ou dans
quelque partie, que les vibrations des
arteres font brufques, vigoureufes &
très fréquentes, que la chaleur va jufqu'à racornir les fucs albumineux, & à
diffiper la ferofité. Nous avons affez
parlé dans le chapitre précedent, de ces
difpofitions, & des indications qu'elles
fourniffent pour la faignée , nous pou-
rons nous difpenfer ici d'un plus long
détail ; il fuffit de remarquer que beaucoup de Praticiens recommandent de
faigner , jufqu'à ce que le fang vienne à
changer de couleur. e précepte con-
duiroit ordinairement trop loin. Il m'eft
arrivé plufieurs fois dans des inflammations de poitrine , ou d'autres maladies inflammatoires, de tirer jufqu'à 15
ou 16 livres de fang fans obtenir ce
changement , fans même parvenir jufqu'à procurer au fang affez de ferofité ,
pour que le *coagulum* nageât , ou fe dé-
tachât pour la plus grande partie, du
vaiffeau qui le contenoit. C'eft ce défaut de ferofité qu'il faut cependant tâcher de vaincre par les faignées , furtout fi la fiévre & les accidens perfiftent

dans leur violence, si le pouls se maintient toujours fort & brusque ; car rien n'entretient plus ces caracteres que les sucs albumineux racornis, parcequ'ils soutiennent extrémement la force des parois des vaisseaux. Or dans les maladies inflammatoires principalement, tout dépend d'abattre cette force, parceque ce n'est que par un relâchement extrême des vaisseaux de la partie enflammée, que l'inflammation peut se résoudre.

409.
Le sang glaireux.

[2.]
Fluxion de poitrine.

Lorsque la couënne qui se forme sur le sang est glaireuse & molle, comme dans les fluxions de poitrine, où la fiévre n'est pas bien violente, où le pouls est relâché, petit & peu vigoureux, cette matiere glaireuse qui est sujette à engluer le poûmon, inspire aux Praticiens differentes idées, pour se défaire d'une humeur dont les effets sont si redoutables. Les *sudorifiques*, les *purgatifs* & les *expectoraux* ont eu d'abord la préference. Mais cette glaire est la matiere même du sang qui est faite pour rester dans les vaisseaux, & qui ne donne prise à aucun évacuant, qu'auparavant elle n'ait passé par cette coction fébrile qui la rend miscible avec quelque véhicule excrétoire. Ainsi ces remedes emploiés avant le tems, ne peuvent produire qu'un mauvais effet, parcequ'ils épuisent une partie de la serosité qui détrempe cette matiere. Les purgatifs ne peuvent donc convenir ici que comme dans les autres maladies aiguës, pour nettoier les premieres voies d'impuretés qui peuvent contribuer à entretenir la cause de la maladie. C'est-pourquoi on s'est quelquefois bien trouvé de ces remedes, & surtout des vomitifs emploiés tout d'abord après quelques saignées ; & on retourne encore doucement à la purgation, dès qu'on voit par les urines, ou par les selles, quelque commencement de coction. Les expectoraux peuvent aussi alors être utiles. Il y en a qui ont recours à des remedes savoneux pour dissoudre cette viscosité qui paroît par le sang qu'on tire : ce procedé ne peut réüssir non-seulement parceque cette matiere ne reconnoît point de pareils dissolvans, mais encore parcequ'elle est elle-même l'effet d'une dissolution. Si cette matiere qui devient visqueuse, englue la poitrine, ce n'est pas manque qu'elle soit assez fluide ; c'est peut-être plutôt parcequ'elle l'est trop, & que par-là elle peut s'infiltrer dans le tissu cellulaire qui sé-

Q v

parc les lobules du poûmon, où elle reste toujours exposée à la froideur de l'air que le malade respire, qui donne à cette matiere, fort aisée à s'épaissir au froid, une consistence un peu glutineuse, & capable d'engager le poûmon, de gêner la respiration. L'inflammation qui se trouve aussi là, fait obstacle : la circulation contribuë encore à l'embarras ; peu-à-peu l'infarction augmente, & enfin la fluxion, comme on le dit, se trouve formée, & suffoque le malade, sans qu'on puisse lui donner aucun secours dans cette extrémite. Il n'y a point de moien plus certain, ni plus prompt que la saignée, pour enlever la plus grande partie de cette matiere, pour procurer à celle qui reste, une fluidité aqueuse qui la rend moins susceptible de viscosité, & moins propre à s'embarrasser. Ce même remede combat en même tems, la disposition inflammatoire qui contraint & qui gêne le poûmon. Aussi les Praticiens qui sçavent à quoi s'en tenir, n'épargnent pas alors la saignée, même dans l'âge plus avancé. Cependant quand cette dissolution cause un relâchement fort considérable, la saignée est moins indiquée, ou du moins est-il nécessare

de seconder ce remede par d'autres , qui
soient capables de causer une plus grande dimotion , pour s'opposer à l'engorgement qui se fait dans les poûmons ;
c'est apparemment delà que dépend le
succès des émétiques en pareils cas ;
le vomissement qu'ils excitent , cause un ebranlement & des secousses capables de remuer & d'exprimer les
matieres qui font l'engorgement. La
foiblesse dans laquelle ces remedes jette devant & pendant leur opération,
fait que non-seulement leur action est
sujette à bien moins d'inconveniens ,
mais elle peut même contribuer à la détente & au *défroncement* des parties
enflammées. Cet avantage s'est si bien
manifesté par une bonne réüssite, que
plusieurs Praticiens très-attentifs & capables de discernement, ont souvent recours à ces remedes dans les inflamma-
tions.où l'engorgement est aussi de la par-
tie.Ils leur préparent la voie par plusieurs
saignées brusquement faites , & alors
le vomissement peut être très-salutaire.
Il est à propos pour appercevoir plus
surement cette glaire après la saignée,
 de se servir de plusieurs palettes pour
recevoir le sang , plutôt que d'un seul
vaisseau ; car souvent dans une même
Q vj

saignée cette glaire se fait remarquer très-sensiblement dans une palette, tandis qu'elle se tient cachée dans les autres, ainsi on court risque en ne se servant que d'un seul vaisseau, de ne la pas appercevoir. Quelques-uns pour n'y être pas trompés, se servent d'une aiguille à tricotter, ou de quelque chose semblable, pour fendre la surface du coagulum. Si elle déchire au-lieu de se fendre nettement, on juge qu'il y a beaucoup d'humeur glaireuse, & qu'elle est racornie, ou simplement glutineuse, selon que cette surface est plus ou moins dure, & qu'elle se déchire avec plus ou moins de difficulté. Delà, & des autres accidens, on juge de l'état de la maladie, & du besoin qu'il y a de retourner à la saignée.

410.
Le sang noié de serosité.

Le sang couëneux dont le coagulum ne forme qu'une petite île dans une mer de serosité peu teinte, ou de couleur sale, n'indique point la saignée ; car un tel sang est ordinairement l'effet de quelque maladie *cronique*, accompagnée d'une fiévre habituelle, avec un pouls *duriuscule* ordinaire dans ces sortes d'indispositions, lequel écrase & défait une partie du peu de globules rouges.

Lorsque la partie rouge est fort abondante, que le *coagulum* ne dépose presque pas de serosité, & que la saignée a été faite à une personne vigoureuse qui se sent lasse, accablée, avec des roideurs ou des engourdissemens dans les membres, la saignée peut être repettée fort à propos, surtout si ces mêmes signes de plethore persistent encore quelques jours après la saignée. Il faut cependant remarquer si ces accidens ne sont point l'effet de quelque disposition scorbutique naissante, surtout dans un temperament mélancolique - sanguin, qui peut fournir comme dans la plethore, un sang épais & abondant. La saignée repettée pourroit pareillement convenir ici, mais dans ce cas elle n'est pas toujours suffisante pour emporter entierement cette disposition.

Le sang qui domine beaucoup en serosité trouble, ou peu colorée, & qui vient d'un vieillard, d'un enfant, d'un phlegmatique, d'un valétudinaire, ou d'un personne affligée de maladie cronique, n'indique point, comme nous l'avons déja dit, la saignée; mais s'il vient d'une personne qui a fortement la fièvre, ou que la serosité soit fort teinte, d'un jaune ardent, on doit juger

411.
Le sang peu fourni de serosité.

412.
Couleur de la serosité.

delà que le jeu des vaisseaux agit violemment sur les liquides, & qu'il est
utile d'avoir recours à la saignée, pour
temperer cette violence. Si le *coagulum*
qui nâge dans cette serosité, est d'un rouge resplendissant, on doit soupçonner
que cette serosité est infectée d'un âcre
dissolvant ou putride, qui contribuë
avec le jeu des vaisseaux, à ruiner tous
les sucs lians de la masse du sang, & à
décomposer les globules en globulettes, ou en limphe sereuse. Nous avons
parlé de l'usage de la saignée dans cette
circonstance, au chapitre de la putréfaction des humeurs. Pour bien juger de
la couleur de la serosité, il faut la considerer dans un autre vase que celui où
est le sang ; & s'il se peut dans un vaisseau de faïence blanc, ou dans un ver-
re, car la rougeur du sang empêche
qu'on ne voïe cette serosité dans sa couleur naturelle. Il est bon aussi de la comparer avec l'urine ; car si l'urine étoit
beaucoup plus pâle & plus cruë, ce seroit une marque que la bile excrémenteuse ne passeroit pas assez par la voie
des urines.

Lorsque la serosité est tout-à-fait
jaune, & qu'elle teint les linges qu'on
y trempe, c'est une marque de jaunisse;

la bile récrémenteuse ne se filtre pas du-
moins, autant qu'il faut, par le foie;
alors la peau, le b'anc des yeux surtout,
se teint en jaune; les urines deviennent de la même couleur, & fort chargées; les matieres fœcales sont au-contraire fort peu colorées. Le principal
but où l'on doit tendre, est de rétablir
la secrétion de cette humeur. La saignée par la détente qu'elle cause dans le
foie, par l'aisance qu'elle donne au jeu
des petits tuiaux de ce viscere, rend
l'obstruction plus vincible, & l'action
des remedes désopilatoires, moins irritante & plus sure. On doit surtout y
avoir recours, quand cette maladie
attaque une personne d'un temperA-
ment fort vif, où l'on a à craindre
que la bile ne suscite une fiévre violente.

TABLE

DES CHAPITRES, ARTICLES,
Sections, & matieres contenuës en cet ouvrage.

PREMIERE PARTIE.

PREMIERE SECTION.

CHAPITRE PREMIER.

CHAPITRE II.

CHAPITRE III.

SECONDE SECTION.

CHAPITRE I.

CHAPITRE II.

TABLE

CHAPITRE III.

DES EFFETS DE LA SAIGNE'E SUR LES LIQUIDES. 31

DES MATIERES.

CHAPITRE IV.

L'INUTILITÉ DE LA SAIGNÉE DANS LES MALADIES QUI DEPENDENT D'UN VICE ABSOLU DES SOLIDES.

CHAPITRE V.

L'INUTILITÉ DE LA SAIGNÉE DANS LES MALADIES QUI DEPENDENT D'UN VICE ABSOLU DES LIQUIDES.

SECONDE PARTIE.

PREMIERE SECTION.

CHAPITRE I.

DE LA DEBILITATION DES FORCES.

CHAPITRE II.

L'INTEMPERIE SANGUINE OU PLETHORE. 71

La saignée est le remede des sanguins. ibid.

Différence entre l'obésité & la pléthore. 72

La pléthore ad vasa est rare. 73

La pléthore ad vires plus ordinaire. 77

Effets de la pléthore. 78

Signes de la pléthore. 80

Utilité de la saignée dans la pléthore. 81

CHAPITRE III.

CHAPITRE IV.

CHAPITRE V.

SECONDE SECTION.

CHAPITRE I.

DES MATIERES.

CHAPITRE II.

DE LA PUTRÉFACTION DES HUMEURS.

Le jeu des vaisseaux dispose nos humeurs

CHAPITRE III.

Remedes

ઝ૯ઝ૯ઝ૯ઝ૯ઝ૯ઝ૯*ઝ૯ઝ૯ઝ૯ઝ૯ઝ૯ઝ૯

SECTION III.

Des Maladies qui dépendent des ſolides & des liquides enſemble.   180

CHAPITRE I.

CHAPITRE II.

CHAPITRE III.

CHAPITRE IV.

CHAPITRE V.

DES MATIERES.

R iij

CHAPITRE X.

CHAPITRE DERNIER.

TABLE DES MATIERES.

FIN DE LA TABLE.